看護学テキスト NiCE

病態・治療論［6］

血液・造血器疾患

編　集

安藤　潔
横田　弘子

南江堂

執筆者一覧

編集

安藤　潔　東海大学医学部付属病院血液・腫瘍内科 教授

横田　弘子　東海大学医学部付属病院看護部 看護部長

執筆（執筆順）

安藤　潔　東海大学医学部付属病院血液・腫瘍内科 教授

横田　弘子　東海大学医学部付属病院看護部 看護部長

小川　吉明　東海大学医学部付属病院血液・腫瘍内科 教授

松下　弘道　国立がん研究センター中央病院病理・臨床検査科 医長

大間知　謙　東海大学医学部付属病院血液・腫瘍内科 講師

鬼塚　真仁　東海大学医学部付属病院血液・腫瘍内科 准教授

小島　稔　東京都健康長寿医療センター化学療法科 医長

鈴木利貴央　東海大学医学部付属病院血液・腫瘍内科 助教

白杉由香理　東海大学医学部付属病院血液・腫瘍内科 准教授

森本　克　座間総合病院小児科 医長

大坪　慶輔　東海大学医学部付属病院小児科 講師

小池　隆志　東海大学医学部付属病院小児科 講師

編集協力

大塚　敦子　東海大学医学部付属病院看護部 がん看護専門看護師

序文

血液疾患の多くは稀少疾患であり，総合病院であっても血液疾患の診療を行っていない病院も多い．それにもかかわらず，看護師が血液疾患について学ぶことの意義は何だろうか．

血液は全身を巡り，すべての臓器への酸素供給，栄養供給，ホルモン・サイトカインの運搬を行っており，生体を病原微生物やがんなどから守り，止血・線溶機構により循環系を維持している．このことから血液疾患では全身のさまざまな症状を引き起こす．また同時に多くの臓器疾患が血液に異常をきたす原因となり，貧血，易感染性，出血傾向などの血液症状を引き起こす．したがって血液疾患の病態生理を理解することは看護の基礎知識となる．

一方で，血液疾患の診断・治療法は専門性の高いものが多く，初学者には敷居が高く感じられることも事実である．化学療法，輸血療法，感染症治療，緩和療法などは臨床腫瘍学に必須の知識である．また科学の進展を反映して，診断法，治療法が目まぐるしく変化している．たとえば，分子生物学の成果である分子標的治療により悪性腫瘍の予後が著しく改善している．幹細胞生物学の成果である造血幹細胞移植は再生医療の成功例となっている．分子標的治療も再生医療も未来の医学を先取りした治療法である．これらの医療は専門家によるチームワークなくして成功しない．患者を中心としたチーム医療を円滑に行う上で看護師の果たす役割は大きい．

『ケアの本質』（ミルトン・メイヤロフ著，ゆるみ出版，1987）では知識に関して次のように記載されている．「誰かをケアするためには，私は多くのことを"知る"必要がある．たとえば，その人がどんな人なのか，その人の力や限界はどれくらいなのか，その人の求めていることは何か，その人の成長のたすけになることはいったい何なのか，などを私は知らねばならない．そして，その人の要求にどのようにこたえるか，私自身の力と限界がどのくらいなのかを私は知らねばならない」．

本書で学ぶ知識はケアを行う看護師が必要とする知識のごく一部であるが，必須の知識でもある．本書ではこれらの知識を理解し身につけやすいように，図を多用することをはじめとして多くの工夫が取り入れられている．医療技術の進歩と看護の心をどのように融和させることができるのか．本書が新しい時代の看護師の要望に応えることができれば幸いである．

2019 年 4 月

編集者を代表して

安藤　潔

目次

序章　なぜ血液・造血器疾患について学ぶのか　　1

1 医師の立場から　安藤　潔　2
2 看護師の立場から　横田弘子　3

第Ⅰ章　血液・造血器の機能と障害　　5

1 血液の構造と機能　安藤　潔　6
　1 血液とは何か　6
　2 血液細胞の形態と機能　7
　　A. 末梢血に含まれる血液細胞　7
　　B. 赤血球　8
　　C. 白血球　8
　　D. 血小板　12

2 造血のしくみ　安藤　潔　13
　1 骨髄の構造と機能：造血の場所　13
　　A. 血液細胞はどこで造られるか？　13
　　B. 骨髄の構造　13
　　C. 血液産生のホメオスタシス　14
　　D. 血液細胞はどのように造られるか？　幹細胞の分化と自己複製　15
　　E. 骨髄に含まれる血液細胞　16
　　F. 髄外造血　16
　2 血液細胞の産生と造血因子：造血の調節　17
　3 ヘモグロビンの生成と代謝：赤血球産生の材料　17
　4 まとめ　17

3 血液・造血機能の異常と症状　小川吉明　19
　1 赤血球の異常と症状　19
　2 白血球の異常と症状　19
　3 血小板の異常と症状　20
　4 骨髄の異常と症状　20

第Ⅱ章　血液・造血器疾患の診断・治療　　23

1 血液疾患の主な症状と診断・治療　小川吉明　24
　1 貧血　24
　2 紫斑・止血困難（出血傾向）　26
　3 リンパ節腫大　28
　4 脾腫　29
　5 発熱　30

2 血液・造血器の検査 33

1 末梢血検査 ……………………………………………… 松下弘道 33
2 血小板・凝固機能の検査 ……………………………………… 35
3 生化学検査 ………………………………………………………… 39
4 免疫機能検査 …………………………………………………… 40
5 染色体・遺伝子検査 …………………………………………… 43
6 骨髄検査 …………………………………………………………… 44
7 リンパ節生検 ………………………………………… 大間知 謙 47
8 画像診断 …………………………………………………………… 48

3 血液・造血器疾患の治療 51

1 化学療法 …………………………………………………… 鬼塚真仁 51
2 分子標的治療薬 …………………………………………… 小島 稔 55
3 免疫抑制療法 ……………………………………………… 鬼塚真仁 58
4 輸血 ………………………………………………………… 安藤 潔 60
5 放射線療法 ………………………………………………… 鬼塚真仁 66
6 造血幹細胞移植 ………………………………………………… 68
7 よく使用される薬剤 …………………………………………… 79
    A. 制吐薬 …………………………………………………………… 79
    B. 造血因子薬 ……………………………………………………… 81
    C. 鉄剤・ビタミンB_{12}製剤 ……………………………………… 82
    D. 鉄キレート薬 …………………………………………………… 83

第Ⅲ章 血液・造血器疾患 各論 85

1 貧血性疾患 ……………………………………………… 小島 稔 86

1 再生不良性貧血 ………………………………………………… 86
2 鉄欠乏性貧血 …………………………………………………… 91
3 骨髄異形成症候群 ……………………………………………… 94
4 溶血性貧血 ……………………………………………………… 100
5 巨赤芽球性貧血 ………………………………………………… 104
6 血球貪食症候群 ………………………………………………… 107

2 白血病と骨髄増殖性疾患 ……………………………… 鈴木利貴央 110

1 急性白血病 ……………………………………………………… 110
2 慢性骨髄性白血病 ……………………………………………… 121
3 真性赤血球増加症（真性多血症）……………………………… 125
4 原発性骨髄線維症 ……………………………………………… 129

3 リンパ・免疫系疾患 ……………………………………… 大間知 謙 133

1 悪性リンパ腫 …………………………………………………… 133
2 成人T細胞性白血病/リンパ腫（ATLL）……………………… 141

|3| 多発性骨髄腫 ……………………………………………………………… 144

|4| ワルデンストレームマクログロブリン血症 …………………………… 148

|5| アミロイドーシス ………………………………………………………… 150

4 出血性疾患 ……………………………………………………… 白杉由香理 152

|1| 特発性血小板減少性紫斑病 ……………………………………………… 152

|2| 血栓性血小板減少性紫斑病と溶血性尿毒症症候群 …………………… 157

2-1 血栓性血小板減少性紫斑病 ……………………………………………… 157

2-2 溶血性尿毒症症候群 ……………………………………………………… 159

|3| 播種性血管内凝固症候群 ………………………………………………… 162

5 小児に特有な血液・造血器疾患 ……………………………………… 168

|1| 小児急性白血病 ……………………………………………… 森本　克 168

|2| 原発性免疫不全症候群 ……………………………………… 大坪慶輔 172

2-1 重症複合免疫不全症 (SCID) …………………………………………… 172

2-2 X連鎖無γグロブリン血症 (XLA) …………………………………… 174

2-3 ヴィスコット・オールドリッチ症候群 (WAS) ……………………… 175

2-4 慢性肉芽腫症 (CGD) …………………………………………………… 176

2-5 原発性免疫不全症候群の患児とその家族への教育・注意点 ………… 178

|3| 先天性再生不良性貧血 ……………………………………… 小池隆志 178

3-1 ファンコニ貧血 (FA) …………………………………………………… 178

3-2 先天性角化不全症 (DKC) ……………………………………………… 180

3-3 ダイアモンド・ブラックファン貧血 (DBA) ………………………… 181

3-4 先天性再生不良性貧血の患児とその家族への教育・注意点 ………… 181

|4| 血友病 ……………………………………………………………………… 182

略語一覧 …………………………………………………………………………… 187

索引 ………………………………………………………………………………… 193

序章　なぜ血液・造血器
疾患について
学ぶのか

なぜ血液・造血器疾患について学ぶのか

1 医師の立場から

血液疾患の臨床的特徴をまとめると以下の3つが挙げられる.

①血液疾患は希少疾患であり, 専門家の管理を必要とする

一般病院で血液疾患を診療する機会は限られている. 代表的な疾患である白血病や悪性リンパ腫はいずれも人口10万人あたり10人以下の発症頻度である. 一方で診断や治療が複雑であり, 専門家の診療を要する. たとえば血液腫瘍の診断には, 細胞表面マーカー検査, 染色体検査, 遺伝子検査など特殊な検査を必要とする. また治療法はこれらの検査結果に応じて, 抗がん薬治療に加えて分子標的治療, 免疫治療, 造血幹細胞移植などの特殊な治療法を選択することとなる.

②若年者から高齢者まで発症し, それぞれに特有の性質がある

たとえば白血病はAYA(思春期・若年成人)世代, 壮年期, 老年期のいずれの年齢層にも発症し, それぞれに特有の性質がある. それぞれの特徴に応じた管理が必要とされる. 一方で多発性骨髄腫や骨髄異形成症候群は高齢者の疾患であり, 高齢者のフレイル(脆弱性)指標に応じた管理が必要とされる.

③時代に応じた変革が著しい

血液疾患の診療には最新の生物学的知見や技術革新が導入されやすく, 診療体系の変化が激しい. たとえば2000年にヒトゲノム計画が完了した成果として, 現在多くの分子標的薬が開発され, 診療に導入されている. 2019年度にはがんゲノムのパネル検査が保険診療として認可される予定であるが, ゲノム診断による分子標的薬の使用は血液疾患では既に行われてきたことである. またWHO血液腫瘍分類も数年ごとに改定され, その度に複雑化している. また, 従来は血液腫瘍の治療はほとんど入院で行われるものであったが, 近年は予後の改善と在院期間の短縮化から外来で行われる処置が増えている.

これらの特徴から血液疾患の看護はさぞ特殊なものと考えられるかもしれないが, 一方で他の診療科にも共通する普遍性も兼ね備えている. 輸血, 感染(易感染状態), 出血傾向, 播種性血管内凝固症候群(DIC), 疼痛, 抗がん薬の副作用などの管理は他科でも重要となるであろう. 血液疾患の症状はあらゆる臓器にみられるため, 全身管理の能力も求められる.

以上のような特徴を持つ血液診療には, 看護師, 医師, 薬剤師, 検査技師, 移植コーディネーターなど多職種連携が必須であり, その中でも看護師の果たすケアの役割は非常に大きい. 悪性疾患であるにもかかわらず治癒に導けた時のチームの喜びも大きい. その時のためにこれから一緒に学び始めよう.

(安藤 潔)

2 | 看護師の立場から

　血液・造血器疾患の病態は複雑で，全身に及ぶが，その治療は年々進歩しており「不治の病」から治る病気へと変化している．代表的な疾患として白血病・悪性リンパ腫・多発性骨髄腫があげられ，小児期から老年期までの幅広い年齢層で発病する．治療の中心は化学療法，放射線療法，造血幹細胞移植であり，治療経過は半年から1年以上の長い経過をたどる．

　近年，その病態は分子・遺伝子レベルで明らかになり，分子標的療法，免疫療法は新たな報告がされ，治療の選択肢も広がっている．治療のなかでも，化学療法，造血幹細胞移植は治療成績もよいが，副作用も強く長期にわたり日常生活に影響を与える厳しい治療である．治療は病期が進行しても，高齢者でもあきらめず最後まで粘り強く行われる．そのため診断されたときから「緩和ケア」「意思決定支援」「家族支援」が重要となる．

　血液・造血器疾患の発病率は他の疾患に比べ低いことや，治療・看護の経験者が少ないことから，看護基礎教育では，教科書や授業でも浅く触れる程度である．看護師は専門病棟への配属後に学び始めることが一般的である．

　病態が複雑で，治療が多岐にわたるため，治療の選択や意思決定においては，患者・家族は医師からの説明だけでは理解しがたく，看護師のサポートが必要であり，治療の経過とそこに起きる症状の出現，症状マネジメントについて看護師は学び続けることが重要である．患者の生活状況や家族状況を理解したうえで治療の意思決定をサポートするのは看護師の役割となる．

　医療政策により，在院日数が減少し，病院機能分化が急速に進んでいる．今後も外来で治療を継続する患者が増加することが予測される．高齢者人口の増加に伴い，発病者も高齢化している．治療成績の進歩や分子標的療法により予後も改善している．患者自身の自己管理力と家族支援の状況は治療選択の重要な情報となる．

　初期症状は，発熱・貧血などであり特徴的ではなく，血液データにより血液・造血器疾患の疑いと初期診断される．初期診断から検査・診断の確定・治療の選択・治療のサポートと看護師は長期的に支援をすることとなる．よって，外来でかかわる看護師，専門病棟以外でかかわる看護師も，病態や治療を学ぶことは意義のあることと考える．

　本書を通して学び，他専門職と協力しながら，治療と生活を繋ぐチーム医療のキーパーソンとなれることを期待している．

（横田弘子）

第Ⅰ章 血液・造血器の機能と障害

1 血液の構造と機能

1 血液とは何か

　血液は血管のなかを流れている赤色の体液であり，1秒間に40〜50 cm つまり時速1.4〜1.8 km ほどの速さで移動している．毛細血管に入るとゆっくりした流れとなり，身体中を巡って栄養分や酸素などをすみずみまで運ぶと同時に，血管のほころびはないか，外敵が侵入していないかなどを監視している．成人ではこのような血液が体内に4〜5 L 存在している．

　血液を静置すると図Ⅰ-1-1のように2つの層に分かれる．
　①上層は黄色透明の液性成分（「血漿」あるいは「血清」という）
　②下層は赤い細胞成分（「血球」あるいは「血餅」という）
　液性成分はタンパク質，脂肪，糖分，電解質などが含まれている．組織への栄養の補給，

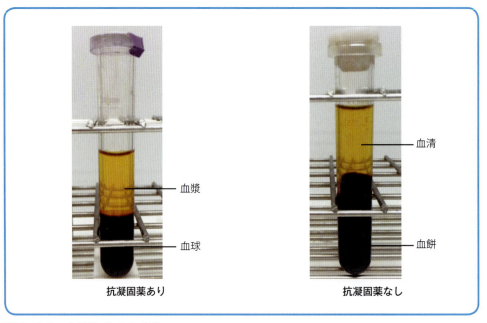

図Ⅰ-1-1　血液の2つの成分
抗凝固薬（EDTA（エチレンジアミン四酢酸），ヘパリン）入りの血液の液性成分を血漿，細胞成分を血球という．抗凝固薬を入れないで放置した血液の液性成分を血清，凝固した細胞成分を血餅という．

ホルモンの運搬，体温の調節，体液のpHの調節，体液量の維持，血液凝固，生体防御など多くの機能を担っている．

細胞成分はさらに以下の3種類が存在し，それぞれ重要な機能を果たしている．
- ①赤血球：酸素を組織に運搬して組織のエネルギー代謝を助ける．
- ②白血球：細菌，カビ，ウイルスなどの外敵あるいは生体内に発生したがんから生体を守る．
- ③血小板：出血部位で凝集して止血とともに血管の破綻を修復する．

血液疾患ではこれらの成分の量や機能が異常となる．また血液疾患以外でも，病態に応じてさまざまな変化が起こる．たとえば，呼吸器疾患による低酸素血症では赤血球数が増加する．腎不全では腎性貧血となる．細菌感染では白血球数が増多する．HIV感染ではリンパ球数が減少する．非代償性肝不全では血小板や血清タンパク質の一部が減少する．したがって，血液の産生と破壊がどのように調節されているのかを知ることは，血液疾患を理解するためだけでなく，他の疾患における血液所見を理解するうえでも重要である．質の高い看護を行うためには必須の知識である．

2 血液細胞の形態と機能

A 末梢血に含まれる血液細胞

血管から採血した血液を「末梢血」という．これは「骨髄血」（図Ⅰ-1-2）という言葉と対をなすよび方である．骨髄は血液がつくられる場所で，造血の中枢（中心的存在）である．それに対して「物事の根幹でない細部」という意味の末梢というよび方がされているわけである．骨髄については後述する（p.13）．

末梢血には，正常な状態では，それぞれの機能を果たすことのできる成熟した血液細胞

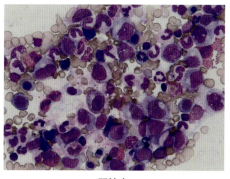
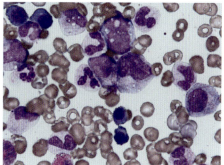

弱拡大　　　　　　　　　　　　　　　　　強拡大

図Ⅰ-1-2　骨髄像
骨髄穿刺にて採取した骨髄液を染色するとさまざまな種類の未熟血液細胞が観察できる．

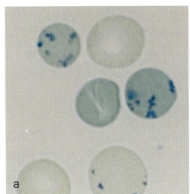 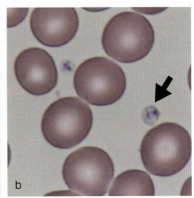

図Ⅰ-1-3　2種類の赤血球
a：ニューメチレンブルーにより超生体染色された網状赤血球．
b：成熟赤血球（矢印は血小板）．

のみが含まれる．病的な造血状態では骨髄中の未熟な血液細胞が末梢血に出てくることもある．

B 赤血球

末梢血液中にある赤血球には，①網状赤血球，②成熟赤血球の2種類がある．

1）網状赤血球（図Ⅰ-1-3a）

網状赤血球はやや大型で普通染色で成熟赤血球より青みの強い細胞である．これは骨髄で核を失って（脱核して），末梢に出てきた直後の赤血球で，内部に残る顆粒状線状の細胞内小器官が染め出され，ときに網状構造を呈することから網状赤血球（網赤血球）とよばれる．網状赤血球は循環血中に入って24時間から48時間の間に**ヘモグロビン（Hb）**含量をさらに増加させ，残存した細胞内小器官を放出して網状構造を失い，成熟した赤血球となる．網状赤血球数は造血能をみる指標として役に立つ．網状赤血球の成人の基準値は赤血球のおよそ1％で，実数は30,000～80,000/mm^{3}である．

2）成熟赤血球（図Ⅰ-1-3b）

成熟赤血球は大きさ7.5μm（1μmは1,000分の1mm）の円盤形の細胞である（**図Ⅰ-1-4**）．中央が凹んで核がないため，直径より細い毛細血管を変形しながら通過することができる．成熟赤血球は無核であるため分裂能もない．また，ミトコンドリアやリボソームなどの小器官もないので，脂質，タンパク，ヘムなどの赤血球をかたちづくる材料の合成が不可能で，均質無構造の形態を示す．

C 白血球

白血球は①顆粒球，②単球，③リンパ球の3種類に分けられ，さらに顆粒球は①好中球，

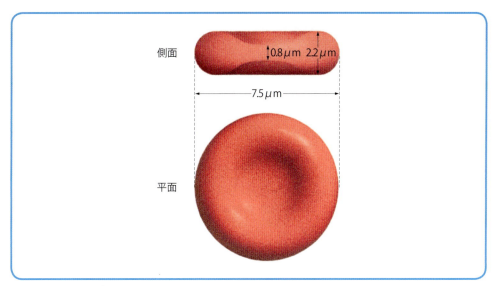

図 I-1-4　成熟赤血球の形
1μm は 1,000 分の 1 mm.

②好酸球，③好塩基球の 3 種類に分けられる（**図 I-1-5**）．以上は形態による分類であるが，さらにリンパ球には機能の異なる **T リンパ球**と **B リンパ球**がある．

1）顆粒球

　顆粒球は核が杆状（細長く帯状をしている）あるいは分葉（複数にくびれている）しているのが特徴である．

①好中球（図 I-1-6a）

　好中球はピンク色の細胞質にたくさんの微細な顆粒をもっている．好中球の機能は細菌などの異物を貪食することであり，細菌感染に対する生体防御で中心的な役割を果たしている．このプロセスは

　　①細菌に向かって**遊走**する（走化性）
　　②**貪食**する
　　③**殺菌**する

の 3 つからなっており，そのいずれのステップが欠けても十分な機能を果たせない．遊走の際に重要なのは好中球膜上に存在する走化因子受容体であり，炎症部位から放出される走化因子を感知して遊走する．貪食の際に重要なのは膜上の補体や免疫グロブリン Fc 受容体（IgGFcR）であり，それぞれに反応した細菌を捕らえて貪食する．殺菌の際には顆粒に含まれているさまざまな抗菌酵素が重要である（**図 I-1-7**）．

②好酸球（図 I-1-6b）

　好酸球は細胞質がブルーで赤橙色の大きな顆粒がたくさんある特徴的な細胞である．好酸球は寄生虫のような大きすぎて貪食できない異物を傷害する機能とアレルギー反応を引き起こす機能がある．

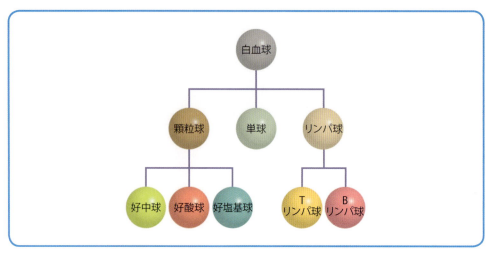

図Ⅰ-1-5 白血球の分類

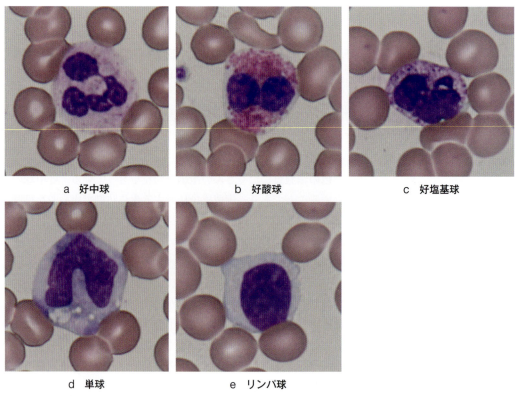

a 好中球　　b 好酸球　　c 好塩基球

d 単球　　e リンパ球

図Ⅰ-1-6 白血球

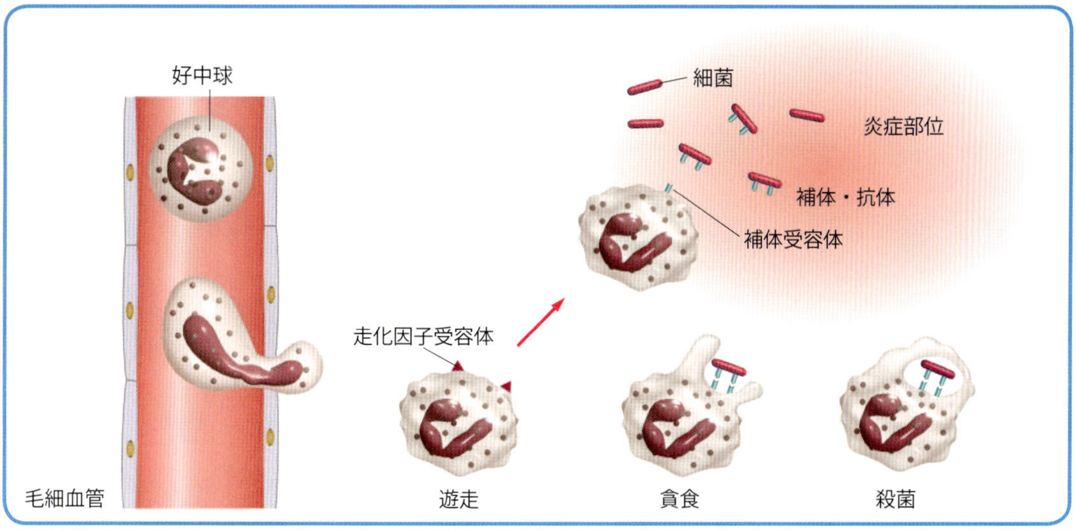

1 | 血液の構造と機能 | 11

図Ⅰ-1-7　好中球のはたらき
好中球は炎症部位に遊走し，細菌を貪食し，殺菌する．

③好塩基球（図Ⅰ-1-6c）

　好塩基球は他の顆粒球に比べてもっとも大きな暗紫色の顆粒をもっている．好塩基球にもアレルギー反応を引き起こす作用があるが，本来の機能は不明な部分が多い．

2）単球（図Ⅰ-1-6d）

　単球は末梢血中でもっとも大きな細胞で，核にくびれがあり，細胞質は広く，薄い青色に染まる．単球は血管から組織に出てマクロファージになって機能を果たす．外敵が体内に侵入すると，生体を防御するためにさまざまな種類の細胞が協力して炎症反応が起こるが，単球はその際に司令塔の役割を果たす．つまり，リンパ球への抗原提示，サイトカインの産生，死んだ血液細胞や細菌の貪食・異物処理などを行う（**図Ⅰ-1-8**）．

3）リンパ球（図Ⅰ-1-6e）

①リンパ球の分類

　Ｔリンパ球とＢリンパ球を形態で見分けるのは非常に難しい．そこで細胞表面マーカーにより分類する．CD3，CD4，CD8などは代表的なＴリンパ球マーカーであり，CD19，CD20などはＢリンパ球のマーカーである．詳細については「第Ⅱ章④免疫機能検査」p.40で解説する．

②リンパ球のはたらき

　リンパ球は免疫反応を実行する細胞である．Ｔリンパ球は細胞性免疫，Ｂリンパ球は液性免疫を担っている（**図Ⅰ-1-9**）．

　細胞性免疫とは，キラーＴリンパ球が直接標的の細胞を攻撃したり，ヘルパーＴリンパ球がＢリンパ球の抗体産生を助ける反応である．

　液性免疫とは，Ｂリンパ球により産生された抗体により標的細胞を攻撃する反応である．

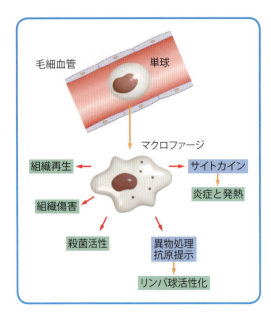

図Ⅰ-1-8　単球：免疫反応の司令塔

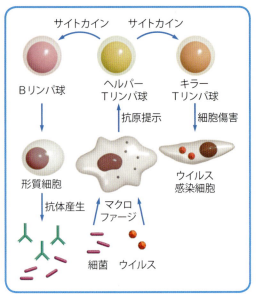

図Ⅰ-1-9　リンパ球：免疫反応の実行部隊

D 血小板

　血小板は細胞の破片である（p.8，**図Ⅰ-1-3b**の矢印）．これは骨髄のなかにある<u>巨核球</u>の細胞質から放出される．血管が破綻して出血するとそこに集まってきて凝集し，破綻した場所を塞ぎ，出血を止める役割をする．

2 | 造血のしくみ

1 | 骨髄の構造と機能：造血の場所

A 血液細胞はどこで造られるか？

　前節で私たちの血液細胞にどのような種類があり，どのような働きをしているかを学んだ．これらの細胞は体のなかのどこでどのようにつくられているのだろうか？　血液を造る臓器は発生の段階ごとに異なる．

　胎児では5ヵ月までは肝臓で赤血球の造血が行われている．胎生5ヵ月になると骨に中空の部分ができ，ここで白血球と血小板の産生が始まる．このゼリー状の組織が骨髄で，以後血液細胞を産生し，成熟させる場所となる．赤血球造血も，やがて骨髄に移動する．

　新生児では，すべての骨のなかの骨髄で造血が行われている．しかし成長するに従い脂肪細胞が増え，やがて腕や下肢の骨のように長い骨（長管骨）では，骨の端にある骨髄だけで造血が行われることとなり，他の部分は脂肪細胞で置き換わっていく．

　高齢になると，すべての骨髄で脂肪の占める割合が大きくなり血液を造る能力が低下する．

B 骨髄の構造

　骨髄は人体でもっとも大きな臓器の1つということができる．骨の中空の容積は成人で身体全体の容積の4.8%を占める．たとえば非常に大きいイメージの肝臓でさえ，体重の約2%であるから臓器としての骨髄の大きさが理解できる．

　骨髄の構造は図I-2-1 に示すように，静脈洞という血管とそれ以外の間質からなっている．骨の周囲を走っている血管と骨髄の中央を走っている血管の間でネットワークを構成してその中間に静脈洞という構造が形成されている．このネットワークの空隙，つまり血管の外の空間で血液細胞が造られている．ここが造血部位である．血液細胞は，成熟すると静脈洞に入り，血管を介して全身に流れていく．

　造血部位の血液細胞は，末梢血液中のように液体のなかで浮いているわけではない．この空間には血液細胞の他に，コラーゲン線維やフィブロネクチンのような細胞外マトリックス，ストローマ細胞などの非血液細胞が含まれていて，血液細胞の分裂や成熟を調節している．このような環境を造血微小環境とよんでいる．

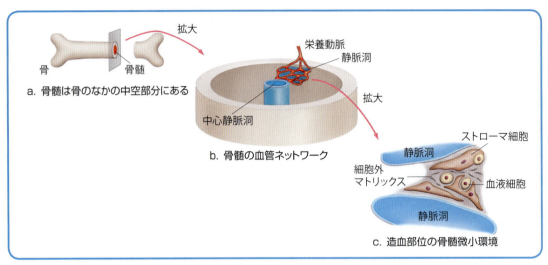

図Ⅰ-2-1　骨髄の構造と造血微小環境

骨髄穿刺により骨髄を少量吸い取って染色すると，未熟なものから成熟したものまで，実にさまざまな血液細胞をみることができる．数も非常に多く，注射器で0.1 mLの骨髄液を取るとそのなかに約2,000万個の有核細胞が含まれている（p.7，図Ⅰ-1-2参照）．

C 血液産生のホメオスタシス

1）恒常的造血

健康成人では体重1 kgあたり，25億個の赤血球，10億個の白血球，25億個の血小板が毎日つくられている．一方で同数の血液細胞が寿命を全うして除去されるので，血管内には一定数の血液細胞が維持されている．赤血球の寿命は120日，血小板の寿命は10日である．このように健康な人の普通の状態で行われている造血を**恒常的造血**という．

2）誘導的造血

その一方，出血したり破壊が亢進した場合には，失った分を補うだけの血液細胞が余分につくられなければならない．このようになんらかのストレスがかかったときに，それに対応して余分な血液細胞を造る場合を**誘導的造血**という．

3）ホメオスタシス

以上のように健康に生きていくために必要十分な量の血液細胞の産生と死滅（破壊）がバランスよく調節されていることを「**ホメオスタシス**が保たれている」という．ホメオスタシスは恒常的造血と誘導的造血により保たれている．血液の疾患ではなんらかの原因でこのホメオスタシスが崩れる（図Ⅰ-2-2）．

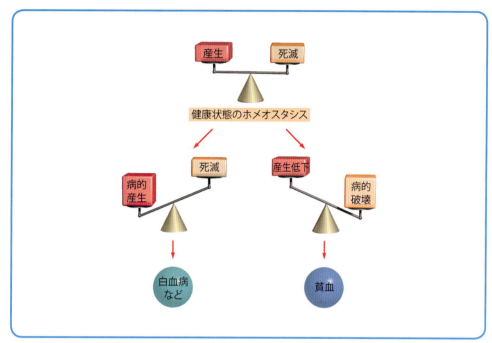

図Ⅰ-2-2　血液産生のホメオスタシス

D 血液細胞はどのように造られるか？　幹細胞の分化と自己複製

1）造血幹細胞

　骨髄のなかでは成熟した赤血球や白血球や血小板が直接に造られているわけではない．まずはじめに3つに共通した元になる細胞（造血幹細胞という）から段階的に造られる（図Ⅰ-2-3）．そして，それぞれ赤血球や白血球や血小板として十分役目を果たせる能力が備わった細胞（成熟血液細胞）のみが骨髄から出て血管のなかを流れる（末梢血となる）．

2）血液細胞の分化

　造血幹細胞は図Ⅰ-2-3に示すように，分裂の過程でしだいに赤血球，白血球，血小板となっていく．何回か分裂したあとには，たとえば赤血球以外にはなれない細胞となるが，これを赤血球系前駆細胞という．

　このようにして未熟な血液細胞は，少しずつ運命を決めていく．この過程を血液細胞の分化といい，さまざまな系統の細胞になることのできる能力を多分化能という．

　造血幹細胞はまた，分裂して自分自身と同じ細胞を造る能力ももっている．このような能力を自己複製能という．造血幹細胞が自己複製できるということは，この細胞が存在すれば，長期にわたってすべての系統の血液細胞をつくりだせることを意味する．この能力を利用した治療法が造血幹細胞移植である．

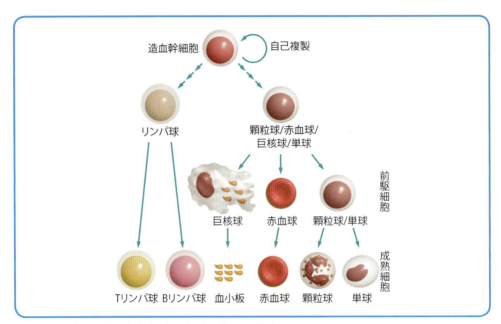

図Ⅰ-2-3　造血幹細胞から成熟血液細胞への分化

E　骨髄に含まれる血液細胞

　以上からわかるように，骨髄のなかには造血幹細胞，各種前駆細胞，成熟細胞が含まれている．造血幹細胞は非常に少ない．一方，成熟細胞は順次血管のなかへ送り出されるので，骨髄中でもっとも多くみられる細胞は前駆細胞から各種成熟段階の細胞である．
　赤血球系は，赤血球前駆細胞-前赤芽球-好塩基性赤芽球-多染性赤芽球-正染性赤芽球-網状赤血球-赤血球という段階を経て成熟する．
　好中球は，好中球系前駆細胞-骨髄芽球-前骨髄球-骨髄球-後骨髄球-好中球という段階を経て成熟する．
　血小板は，巨核球前駆細胞から巨核球を経て血小板が産生される．

F　髄外造血

　出生後の造血は骨髄で行われる．しかし骨髄ががん細胞や線維などで占拠される病的な状態では，骨髄で造血を行うことが不可能になり，骨髄外，すなわち肝臓，脾臓などで髄外造血が行われる．

2 | 血液細胞の産生と造血因子：造血の調節

　血液産生の過程には骨髄微小環境と造血因子の存在が必要である．とくに誘導的造血の際に，ある系統の血液細胞のみを増やす場合には造血因子が重要である．

　たとえば，酸素の薄い高地に行くと血液の酸素分圧が低下する．これを感知し，赤血球の造血因子である**エリスロポエチン**が腎臓で産生される．これが骨髄内で赤血球系前駆細胞に働いて赤血球への分化増殖を促進し赤血球産生が増加する．

　また，貧血の場合にもエリスロポエチンが増えてくる．逆に腎臓の機能の低下によりエリスロポエチンができなくなると貧血になる．これを腎性貧血といい，慢性腎不全により透析を受けている患者は貧血になることが多い．また肺炎になると白血球が増える場合も，単球より **G-CSF**（顆粒球コロニー刺激因子），Tリンパ球より GM-CSF（顆粒球マクロファージコロニー刺激因子）などの造血因子が産生され，骨髄の顆粒球系前駆細胞の増殖と分化を促進し，末梢の白血球数が増加する．同時に好中球の機能を高める働きもある．また，血小板の産生も**トロンボポエチン**という造血因子により調節されている．

　これらの造血因子のようにリンパ球，単球，さまざまな臓器から産生され，造血，免疫，炎症などを調節している因子を**サイトカイン**と総称する．エリスロポエチンや G-CSF はバイオ医薬品として利用されている．

3 | ヘモグロビンの生成と代謝：赤血球産生の材料

　造血を調節するためにサイトカインと骨髄環境が重要であることを学んだ．同時に血液細胞をつくる材料が十分存在することも造血に必要である．実際の病気ではサイトカインや骨髄環境が正常でも，材料が不十分で血液細胞が異常になる場合もある．

　たとえばヘモグロビンの生成は赤血球造血に重要である．**ヘモグロビン**は赤血球の90％を占めるタンパク質で，赤血球はヘモグロビンの詰まった細胞である．ヘモグロビンは肺で酸素を受け取り，組織に酸素を受け渡す働きをする．このヘモグロビンの合成が障害されると貧血となる．

　ヘモグロビンは4本の**グロビン**分子と1分子の**ヘム**分子よりなる．グロビンはタンパク質であり，ヘムは細胞のミトコンドリアのなかで鉄などの材料より合成される色素分子である（**図Ⅰ-2-4**）．赤血球が赤いのはこの色素の色である．

4 | まとめ

　成熟血液細胞が生体内で重要な機能を果たしている．これらの血液のホメオスタシスは血液細胞の産生と破壊のバランスにより保たれている．血液細胞の産生は造血幹細胞，前

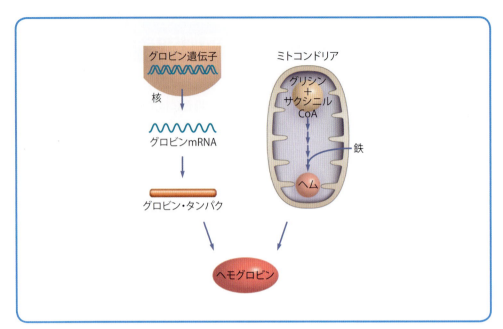

図Ⅰ-2-4 ヘモグロビンの産生

駆細胞の分化と増殖によってなされ，これらは骨髄微小環境，造血因子，造血の材料により調節される．これらの知識は血液疾患の発症，病態生理，治療方針を考えるうえで基礎となる．

3 血液・造血機能の異常と症状

1 赤血球の異常と症状

　赤血球は細胞内にヘモグロビンを有することで酸素と結合して血流に乗り酸素を各組織に運搬して組織のエネルギー代謝を助ける．このため循環している末梢血中の赤血球成分が不足した状態（貧血とよぶ）では組織の酸素欠乏による症状が認められる．赤血球成分の不足は，大きく赤血球の産生低下，赤血球寿命の短縮および破壊の亢進，出血によるものに分かれる．くわしくは第Ⅱ章第1節「①貧血」で解説する（p.24 参照）．

　赤血球の異常を表す言葉として，溶血という用語がよく用いられる．溶血とは赤血球細胞膜の破壊によって起きる現象を示す．原因は物理的，化学的，生物的などさまざまである．また，赤血球自体に原因がある内因性障害と赤血球環境の異常による外因性障害がある．内因性障害には先天的および後天的な細胞膜障害（遺伝性球状赤血球症），赤血球代謝異常（G6PD（グルコース-6-リン酸脱水素酵素）欠損症），および異常ヘモグロビン症（鎌状赤血球症）などがある．外因性障害は，赤血球は正常であり網内系の活動亢進（脾機能亢進症），免疫異常（自己免疫性溶血性貧血），機械的損傷（人工弁，人工血管），感染症などがある．さらに感染症は直接作用を引き起こす毒素（クロストリジウム毒素，蛇毒），赤血球に侵入し破壊する（マラリア）などがある．また，溶血が起きる場所から血管内溶血，血管外溶血という分類もある．

2 白血球の異常と症状

　白血球は細菌，カビ，ウイルスなどの外敵あるいは生体内で発生したがん細胞から生体を守る働きをもっている．白血球の異常は増加症と減少症に分けて解説する．

1）白血球増加症

　白血球増加症は，末梢血の白血球数が1万/μL 以上で，原因によって顆粒球（好中球，好塩基球，好酸球），単球，リンパ球など増加する白血球の種類が違う．たとえば成熟好中球のみが増加していれば細菌感染などの炎症性変化で認める．好酸球増加はスギ花粉症などアレルギー反応として認める他，寄生虫感染などで認めるケースもある．また，急性白血病では幼若な芽球が末梢血中に多数認められる．慢性骨髄性白血病や慢性リンパ性白血病では，自覚症状を伴わず，検診などの血液検査で，白血球の増加によって発見されるこ

とがある.

白血球の異常増加そのものが問題になるわけではない. たとえば, 急性白血病では, 正常な血液細胞の増殖が抑制されることが問題になる. したがって, 白血球の増加は, 何かの異常が起きているマーカーとしての役割を果たす.

2) 白血球減少症

白血球減少症は, 白血球数が 3,000/ μL 以下と定義されている. 好中球数が 1,000/ μL 以下になると感染症を合併しやすくなり, 500/ μL 以下であると重症感染症合併リスクはさらに高くなる. 白血球減少の原因には, 急性白血病, 骨髄異形成症候群, 再生不良性貧血, 悪性腫瘍の骨髄浸潤, ウイルス感染症 (後天性免疫不全症候群 AIDS) などの疾患によるものや, 薬剤性 (抗甲状腺薬, 抗痙攣薬) などさまざまなものがある.

薬剤性の白血球減少 (好中球減少) には注意が必要である (p.54,「発熱性好中球減少症」参照). 原因不明の好中球減少では, サプリメントを含め服薬歴の確認は必須項目である. さらに, リンパ球減少では, AIDS との鑑別は忘れてはならない.

3 | 血小板の異常と症状

血小板は血管が損傷した際に, その傷をふさぎ出血を止める (止血) 作用を有する (一次止血). また血小板は減少すると止血しにくいだけではなく, 出血傾向をきたす. これは, われわれは日常生活のなかで少なからず血管を損傷しているが, 血小板が止血することで意識せずに過ごせていることの裏返しである. なお, 止血は, 血小板だけでなく, さまざまな物質によって行われている.「2 紫斑・止血困難 (出血傾向)」(p.26) および「2 血小板・凝固機能の検査」(p.35) の項を参照されたい.

血小板の異常には血小板数の低下と機能異常がある. 血小板数低下の代表的疾患は特発性血小板減少性紫斑病, 血栓性血小板減少性紫斑病, 播種性血管内凝固症候群などがあげられる. 詳細は第Ⅲ章第4節「出血性疾患」(p.152) で解説する. また, 機能異常として先天性では血小板無力症*がある. さらに薬剤性による機能異常は重要である. 血小板機能を抑制する薬剤としてアスピリンなどの非ステロイド抗炎症薬がある. 頭痛や生理痛などで常用する際に出血傾向を認めることもある.

4 | 骨髄の異常と症状

前節で述べたように骨髄で生成される造血幹細胞は多分化能と自己複製能を有しており, この性質を有することで骨髄は半永久的に枯渇せず血球を安定に産生する恒常的造血が可能となる. 骨髄に異常が生じると, 十分な造血ができないことにより, 上記に述べてきたような赤血球・白血球・血小板の減少による症状が生じる.

造血幹細胞レベルでの異常として代表的なのが慢性骨髄性白血病である. その他, 真性

＊血小板無力症：血小板の機能異常によって皮膚や粘膜の出血が止まりにくくなる先天性の血液凝固異常である.

赤血球増加症，骨髄線維症，原発性血小板血症などがある．これらは骨髄増殖性疾患として分類され，多能性幹細胞レベルでの異常によって引き起こされる．詳細は第Ⅲ章第2節の「白血病と骨髄増殖性疾患」（p.110）で述べる．

髄外造血

　骨髄ががん細胞や線維組織で占領されると，骨髄で造血を行うことが不可能となり，骨髄外，すなわち脾臓や肝臓などで造血することがある．これを髄外造血という．原因として原発性骨髄線維症と2次性骨髄線維症があり，2次性は血液腫瘍（87%）や膠原病，骨疾患，がんの骨髄転移など基礎疾患に基づくものいう．

第Ⅱ章 血液・造血器疾患の
診断・治療

血液疾患の主な症状と診断・治療

1 貧血

A 病態と機序

　貧血とは循環している末梢血中の赤血球成分が不足した状態を示すが，通常，血液単位容積内の**赤血球数（RBC），ヘモグロビン（Hb）濃度，ヘマトクリット（Ht）**の3つの指標の低下によって表現される．異常値は基準値（正常値）から標準偏差値の2倍以上の減少とされているが，診断には年齢，性差，生理的な状態を考慮しなければならない．

　貧血の機序は，大きく**赤血球の産生低下**，**赤血球寿命の短縮**および**破壊**の亢進，**出血**によるものに分けられる（**図Ⅱ-1-1**）．さらに，産生低下は，鉄，ビタミンB_{12}，葉酸などの材料の不足によるもの，造血幹細胞の異常によるもの，**赤血球産生を促すホルモン（エリスロポエチン）**の欠乏などに分けることができる．

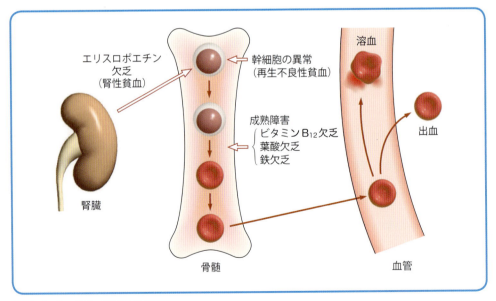

図Ⅱ-1-1　貧血の起こる機序
［沢田美彦：貧血の成因による分類．医学生・研修医のための血液病学（吉田豊編），p.11，中外医学社，1996 より引用］

表Ⅱ-1-1 貧血をきたす主な疾患

機序	疾患
産生の低下	・材料不足：鉄欠乏性貧血，巨赤芽球性貧血（ビタミンB_{12}欠乏，葉酸欠乏） ・造血幹細胞の異常：再生不良性貧血，骨髄異形成症候群，急性白血病，がんの骨髄浸潤など ・エリスロポエチンの欠乏：腎性貧血
赤血球寿命の短縮 および破壊亢進	・赤血球に原因あり：発作性夜間ヘモグロビン尿症，遺伝性球状赤血球症など ・赤血球に原因なし：自己免疫性溶血性貧血，脾機能亢進症など
出血	・外傷 ・消化管出血：胃潰瘍，十二指腸潰瘍，炎症性腸疾患など ・婦人科疾患：子宮内膜症，子宮筋腫，月経過多，不正出血など

また，貧血は「疾患名」ではなく「症状名」である．ゆえに基礎疾患が存在する．貧血の診断は，貧血の存在の確認と基礎疾患の確定によって決定される．

貧血の病因はきわめて多岐にわたり，貧血自体が主疾患である場合もあれば，他の疾患に続発もしくは併発して偶然にみつかることもある．とくに悪性腫瘍などが原因となっている場合もあり見落とさないことが大切である．

B 症状

- 自覚症状：酸素欠乏による脳・心臓・筋肉などに対する症状(頭痛，めまい，易疲労感，胸痛など)．これらを代償するための症状（動悸，息切れなど）
- 他覚症状：眼瞼結膜，口腔粘膜，手掌の皮膚の色，爪の変化（鉄欠乏性貧血では匙状爪などが特徴），毛髪（悪性貧血では若年性白髪を認めることがある），舌（悪性貧血：舌小帯の萎縮［ハンター舌炎]）

C 考えられる疾患

考えられる疾患を表Ⅱ-1-1 に示す．

D 診断

情報収集

患者からの情報収集にあたっては，まず自覚症状に注意する．いつ頃から症状が認められたか，その他に発熱や出血傾向の有無，消化器症状として胃痛，腹痛，下血，黒色便の有無，手術歴や薬剤服用歴，女性であれば，妊娠，月経異常，子宮筋腫の有無など確認することが重要である．また，慢性的な貧血は自覚症状に乏しいことが多く注意が必要である．

表Ⅱ-1-2　平均赤血球容量（MCV）による貧血の分類

小球性貧血（＜80）	正球性貧血（80〜100）	大球性貧血（＞100）
鉄欠乏性貧血 2次性貧血 鉄芽球性貧血 サラセミア	溶血性貧血 腎性貧血 白血病 出血	巨赤芽球性貧血 甲状腺機能低下症 肝疾患
	再生不良性貧血 骨髄異形成症候群	

［芦田隆司：貧血，今日の治療と看護，第3版（永井良三，大田 健 編），p.170，南江堂，2103 より引用］

検査

　一般に血球算定検査のほか生化学検査，尿検査などを行い必要に応じて検査を追加する．たとえば急性白血病が疑われたときなどは，早急に白血球分画や骨髄検査を行う．また，診断の進め方で有用なのが赤血球恒数（p.33 参照），とくに平均赤血球容量（MCV）によって小球性（＜80），正球性（80〜100），大球性（＞100）の3つに分類し診断を進める方法である（表Ⅱ-1-2）．

E　処置・治療

　治療では，まずは根底にある貧血の成因を明らかする．貧血の原因によって処置や治療が異なる．また，急性・慢性の経過，自覚症状なども治療方針を決定するのに重要な因子となる．詳細な治療に関しては各疾患の項目を参照のこと．

2　紫斑・止血困難（出血傾向）

A　病態と機序

　出血傾向とは，止血機構になんらかの異常があり，止血しにくい状態をいう．原因として，血管壁の異常，血小板の異常，凝固・線溶系の異常などがあげられる．
　正常状態では，生体内で血液は流動性を保って血管内を流れている．血漿中では血液凝固を促進する因子とそれらの凝固活性を阻害する抗凝固因子やタンパク分解酵素による線維素溶解が起こり，これらの作用が平衡状態を保っているために血液は血管内で凝固しない．凝固促進因子には，第Ⅰ〜第ⅩⅢ因子（第Ⅵ因子は欠番）の因子のほか，いわゆる接触活性化補因子とよばれる物質がある．このバランスが崩れたときに出血傾向が認められたり血栓形成が認められる．

1 血液疾患の主な症状と診断・治療　27

表Ⅱ-1-3　紫斑・止血困難（出血傾向）をきたす主な疾患

機序	疾患
血管壁の異常	アレルギー性紫斑病（シェーンライン-ヘノッホ［Schönlein-Henoch］紫斑病）
血小板異常	血小板無力症，特発性血小板減少性紫斑病，血栓性血小板減少性紫斑病
凝固異常	先天性血友病，後天性血友病
血小板異常/凝固異常	播種性血管内凝固症候群，フォン・ヴィレブランド（von Willebrand）病

B　症　状

　出血部位から，血小板異常に伴う皮下，粘膜出血と，血液凝固異常による深部組織出血に分けられる．

1）粘膜出血

　粘膜出血としては，歯肉出血，鼻出血，眼球または眼瞼結膜，気道，消化管からの出血，血尿，性器出血などがあげられる．先天性の凝固欠乏症などでは関節腔や筋肉内などの深部組織からの出血を認め，関節の硬化・変形など運動機能の障害を認める．血小板減少が著明な場合には，脳や肺実質臓器からの出血を認め生命にかかわることがある．

2）血液凝固異常による深部組織出血

　血小板減少や血小板機能異常では皮膚に点状出血（3 mm 以下）や斑状出血（3 mm 以上）をきたし粘膜出血として鼻出血や歯肉出血を認めることがある．また，血友病などの凝固因子の異常では関節内出血や筋肉内出血など深部組織の出血を特徴とする．

C　考えられる疾患

　考えられる疾患を表Ⅱ-1-3 に示す．

D　診　断

　以下の検査を実施する．検査の詳細は「2 血小板・凝固機能の検査」（p.35）を参照されたい．

①出血時間：血管損傷から血栓形成までの 1 次止血完了までの過程を総合評価する検査．耳朶を穿刺するデューク（Duke）法と上腕部を加圧後に穿刺するアイビー（Ivy）法がある．

②血小板機能検査：血小板凝集能検査，血小板粘着能検査

③プロトロンビン時間（PT）：外因系血液凝固因子活性を評価する検査．肝障害による産生の低下やビタミン K 欠乏症などで延長する．

④活性化部分トロンボプラスチン時間（APTT）：内因系凝固因子活性を評価する検査．先

天性疾患では血友病，後天性では播種性血管内凝固症候群などで延長する．

E 処置・治療

原因により処置・治療は異なる．まずは血小板減少の原因を明らかにする．疾患により基礎疾患の治療が優先する場合もある．詳細は各疾患の項目を参照のこと．

3 リンパ節腫大

A 病態と機序

リンパ節はリンパ球（Bリンパ球，Tリンパ球，ナチュラルキラー［NK］細胞）と組織球（マクロファージ，樹状細胞）により構成され，微生物をはじめとする異物に対する免疫反応の場である．炎症や免疫異常，腫瘍，代謝障害など多くの原因によって腫大する．リンパ節腫大の定義はないが，大きさが1〜2cm以上の場合に異常とみなされることが多い．

B 症 状

感染に伴う急性の炎症では，限局した有痛性リンパ節を触知することが多く，逆に無痛性のリンパ節腫大では悪性疾患を念頭に入れて診断を進めていくことが大切である．

C 考えられる疾患

考えられる疾患を表II-1-4に示す．

D 診 断

問診により，リンパ節腫大の経過（発症時期，増大速度），分布（全身性，局所性，連続性，非連続性など），全身症状（発熱，盗汗，体重減少）の有無を把握する．さらに，悪性腫瘍，自己免疫疾患，薬剤の服用歴の確認も重要である．

原因不明のリンパ節腫大，悪性リンパ腫，がんの転移などが疑われた場合は，診断のためリンパ節生検が必要となる．

E 処置・治療

原因により処置・治療は異なる．各疾患の項目を参照のこと．

1 血液疾患の主な症状と診断・治療 29

表Ⅱ-1-4 リンパ節腫大をきたす主な疾患

	疾患
感染症	細菌，真菌，クラミジア，寄生虫，ウイルスなど
免疫系の良性疾患	関節リウマチ，全身性エリテマトーデス（SLE），血清病，亜急性壊死性リンパ節炎など
免疫系の悪性疾患	急性・慢性リンパ性白血病，悪性リンパ腫，悪性組織球症など
その他の悪性腫瘍	がんのリンパ節転移など
その他	サルコイドーシス，アミロイドーシスなど

［伊豆津宏二：リンパ節腫大．血液専門医テキスト（日本血液学会編），p.26，南江堂，2011 より抜粋して作成］

4 脾腫

A 病態と機序

　脾臓は最大のリンパ組織で，老化した血球を除去したり抗原や細菌を認識し抗体を産生する役割がある．正常な脾臓の大きさに関しては明確な基準はないが，通常，脾臓を肋骨弓下に触知した場合には**脾腫**があると考える．原因は，感染症，循環障害による場合と血液疾患に起因する場合がある．

B 症状

　基本的には初期には自覚症状を認めないことが多い．脾腫が進行した場合に腹部膨満感や胃や腸管を圧迫することにより食欲低下や便秘など認めることがある．

C 考えられる疾患

　考えられる疾患を**表Ⅱ-1-5**に示す．慢性感染症（マラリア，結核，梅毒）によるほか，脾臓には豊富な血管網が存在するため循環障害として門脈や脾静脈の閉塞，肝硬変，バンチ（Banti）症候群（特発性門脈圧亢進症）で脾腫を認める．また，血液疾患の多くに脾腫を認めるが，なかでも慢性骨髄性白血病，骨髄線維症では骨盤腔に及ぶ巨脾を認めることがある．

D 診断

　診断は触診により疑い，腹部超音波検査，腹部コンピューター断層撮影（CT）検査で確認する．超音波検査では長径 13 cm 以上，CT 検査では長径 10 cm 以上で脾腫が示唆され

表II-1-5 脾腫をきたす主な疾患

	疾患
感染症	細菌，真菌，寄生虫，リケッチア，ウイルスなど
免疫系の良性疾患	フェルティ（Felty）症候群を合併した関節リウマチ，全身性エリテマトーデス（SLE），血清病など
免疫系の悪性疾患	急性・慢性骨髄性白血病，急性・慢性リンパ性白血病，悪性リンパ腫，原発性マクログロブリン血症，悪性組織球症など
その他の悪性腫瘍	悪性黒色腫，肉腫など
うっ血性脾腫	肝疾患または脾静脈・門脈血栓症による門脈圧亢進症など
血液疾患	自己免疫性溶血性貧血，遺伝性球状赤血球症，サラセミア，髄外造血など
その他	サルコイドーシス，アミロイドーシスなど

[伊豆津宏二：肝脾腫，血液専門医テキスト（日本血液学会編），p.28，南江堂，2011 より抜粋して作成]

る．

E 処置・治療

脾腫をきたす原疾患の治療が原則である．脾臓摘出術を行うことがある．適応には脾機能亢進症がある（脾摘により血球減少の改善が期待できる）．血液疾患では，遺伝性球状赤血球症，特発性血小板減少性紫斑病で有効な場合がある．

5 発熱

A 病態と機序

体温は通常，脳内の視索前野および視床下部の体温調節中枢によって一定の温度にコントロールされているが，これがさまざまな要因によってその設定温度が高くなることにより発熱が生じる．一般に正常体温は 36.5℃ 前後がもっとも多い．臨床的には 37.5℃以上を発熱という．人間の体力や基礎体温の違いにより若干の差が認められる．

B 症状

熱型（表II-1-6）および随伴症状にも注意する．発熱に伴う随伴症状は原疾患によってさまざまである．熱型や随伴症状が診断の手がかりとなることもある．たとえば，ホジキン（Hodgkin）リンパ腫ではペル-エブスタイン（Pel-Ebstein）熱とよばれる回帰熱パターンの熱型が特徴的である．これは有熱期と無熱期を繰り返す熱型を示す．

表 II-1-6 熱型の種類

		特徴		代表的な疾患
1	稽留熱（けいりゅう）	1日の日差1℃以内で高熱		腸チフス，発疹チフス，大葉性肺炎，粟粒結核，髄膜炎の極期
2	弛張熱（しちょう）	1日の日差1℃以上，低いときでも正常にはならない		敗血症，化膿性疾患，多くの細菌性・ウイルス性疾患，悪性腫瘍
3	間欠熱	日差1℃以上，平熱のこともある		マラリア 弛張熱と同じ疾患
4	波状熱（回帰熱）	有熱期と無熱期が交互にみられる		ホジキン（Hodgkin）病，ブルセラ，マラリアなど
5	二峰熱	発熱が初期に一度下がり，再び上昇する		麻疹など
6	不定熱	熱の高低，持続に一定の傾向がない		種々の疾患がある

［米倉修司：発熱．血液・造血器疾患の治療と看護，p.32，南江堂，2002 より引用］

C 考えられる疾患

　考えられる疾患を**表 II-1-7**に示す．感染症，自己免疫系疾患をはじめさまざまな疾患が発熱の原因となるが，血液疾患では，原疾患や化学療法に伴い白血球減少を認め，細菌感染，真菌感染，ウイルス感染を合併し，しばしば発熱を示す．さらに，急性白血病や悪性リンパ腫などの造血器腫瘍では，病勢に伴う発熱を認めることがある．

D 診断

　まずは一般的な検査（血球算定検査［白血球分画］，CRP［C反応性タンパク］，赤沈，血液培養，検尿，胸部X線など）を行い，その後，確定診断へ導くための検査を行う．

表Ⅱ-1-7　発熱の原因となる疾患

短期発熱疾患	感冒症状	インフルエンザ，急性扁桃腺炎，急性気管支炎，感冒，大葉性肺炎，気管支肺炎，ウイルス性肺炎など
	脳神経症状	無菌性，細菌性または結核性髄膜炎，日本脳炎，灰白髄炎など
	泌尿・生殖器症状	急性腎盂腎炎，前立腺炎，副精巣炎など
	消化器症状	急性腸管感染症，急性虫垂炎，細菌性食中毒，急性肝炎，急性胆囊炎など
	皮膚症状，その他	化膿性皮膚疾患など
長期発熱疾患	感染症	腎盂腎炎，敗血症，結核など多くの重症感染症
	悪性腫瘍	白血病，悪性リンパ腫，種々の固形がんなどによるいわゆる腫瘍熱
	膠原病，自己免疫性疾患	全身性エリテマトーデス（SLE），関節リウマチ（RA）など
	その他	薬物アレルギー，脱水症，術後発熱など

［米倉修司：発熱．血液・造血器疾患の治療と看護，p.32，南江堂，2002 より引用］

E　処置・治療

原疾患の治療が基本である．

2 血液・造血器の検査

1 末梢血検査

A 末梢血検査の目的

　末梢血検査では，白血球数（WBC），赤血球数（RBC），血小板数（PLT）のほか，血液像（白血球分画ともいう．白血球の種類と占める割合を百分率で示したもの），ヘモグロビン濃度（Hb），ヘマトクリット（Ht）値（全血中に占める血球の体積の割合），赤血球恒数（平均赤血球容量（MCV），平均赤血球ヘモグロビン量（MCH），平均赤血球ヘモグロビン濃度（MCHC）），網赤血球数，塗抹標本の目視観察による白血球，赤血球，血小板および異常細胞の形態などに関する情報が得られる．

B 検査項目

　各検査項目の基準値を**表Ⅱ-2-1**に示す．

1）白血球数，血液像

　白血球数や血液像（白血球分画）に，性差はない．乳児では一般にリンパ球優位である．白血球数は，造血機能の異常だけでなく，感染症に対する反応や薬剤投与の影響など，さまざまな要因によって変動する．白血球数に異常がある場合には，細胞分画を血液像によって確認する必要がある．病状を正確に把握するためには，白血球数と血液像から各分画の絶対数を計算することが望ましい．また，塗抹標本の観察で異常細胞を認める場合には，骨髄検査や，細胞表面マーカーなどの補助診断を用いて総合的に判断する必要がある（p.44，6 骨髄検査 参照）．

2）赤血球数，ヘモグロビン濃度，ヘマトクリット値，赤血球恒数，網赤血球数

　赤血球数やヘモグロビン濃度，ヘマトクリット値は，女性に比し男性で高い値を示す．一方，赤血球恒数（MCV，MCH，MCHC）や網赤血球数に性差はない．

　一般に，ヘモグロビン濃度が低値を示すことを貧血という．貧血は，さらにMCVやMCH，MCHCを評価することで，小球性低色素性貧血，正球性正色素性貧血および大球性正色素性貧血の3つに分けられる．一方，赤血球数やヘモグロビン濃度，ヘマトクリット値が増加する状態を赤血球増加症あるいは多血症という．

表Ⅱ-2-1　末梢血検査の各項目

検査項目		おおよその基準範囲*
白血球数（WBC）		$3.3〜8.6×10^3/\mu L$
血液像	桿状核好中球	0〜5％
	分葉核好中球	40〜70％
	好酸球	1〜5％
	好塩基球	0〜1％
	単球	0〜10％
	リンパ球	20〜50％
赤血球数（RBC）	男	$4.3〜5.6×10^6/\mu L$
	女	$3.8〜5.0×10^6/\mu L$
ヘモグロビン濃度（Hb）	男	13.5〜17.0 g/dL
	女	11.5〜15.0 g/dL
ヘマトクリット値（Ht）	男	40〜50％
	女	35〜45％
平均赤血球容量（MCV）		83〜99 fL
平均赤血球ヘモグロビン量（MCH）		27〜34 pg
平均赤血球ヘモグロビン濃度（MCHC）		31〜36 g/dL
網赤血球数		0.2〜2.0％
血小板数		$15〜35×10^4/\mu L$

$fL=10^{-15}$ L，$pg=10^{-12}$ g
MCV：赤血球1個あたりの容積．ヘマトクリット値（％）÷赤血球数（$×10^6/\mu L$）×
　　　10で算出．
MCH：赤血球1個あたりのヘモグロビン量．ヘモグロビン濃度（g/dL）÷赤血球数
　　　（$×10^6/\mu L$）×10で算出．
MCHC：赤血球における一定容積あたりのヘモグロビン濃度．ヘモグロビン濃度
　　　　（g/dL）÷ヘマトクリット（％）×100で算出．
*JCCLS「医学教育用基準範囲」および日本臨床検査医学会「学生用共通基準範囲」
より．

3）血小板数

血小板数に，年齢や性別による差はない．

C 検査時の注意点

　末梢血用の採血管には，抗凝固薬 EDTA（エチレンジアミン四酢酸）が入っているが，ときにはそれでも血小板凝集塊が形成されて，見かけ上血小板数が低値を示すことがある（偽性血小板減少症）．このようなときには，ほかの抗凝固薬（クエン酸ナトリウムなど）を使用して採血し，すみやかに測定する．

シリンジで採血する場合には，溶血が生じるような強い吸引圧をかけないように努める．シリンジで放置すると重力に従って血球が沈殿して不均一になるため，よく転倒混和してから採血管に分注する．

中心静脈ラインから採血する場合には，点滴を一時止めて患者にもっとも近い連結部から行う．1本目のシリンジで採取される血液は，点滴内容が混入するため廃棄する．この際，とくに清潔・無菌的操作に注意して行う必要がある．

2 | 血小板・凝固機能の検査

A 止血機構の概要

通常血管内では，血液は滞ることなく流れるが，血管が破綻して出血すると，止血機構が作用する（図Ⅱ-2-1）．

この際，血漿中や血管内皮などに存在するフォン・ヴィレブランド因子（vWF）というタンパク質を介して，血小板が損傷した部分の血管内皮に粘着し，そこに血小板が凝集して血栓を形成する（1次止血）．引き続き凝固カスケードが活性化し（図Ⅱ-2-2），トロンビンがフィブリノゲンをフィブリン（線維素）に変換して，血栓を増強する（2次止血）．生じたフィブリンは，プラスミンなどによって分解され（線維素溶解＝線溶），血栓は溶解・消失する．

以下に，止血機構における各ステップを評価するための検査を示す（表Ⅱ-2-2）．

B 検査項目

1）出血時間検査

1次止血を反映する検査である．皮膚に切創をつくり出血させた後，ろ紙をあてて血滴を吸い取れなくなるまでの時間を測定する．血小板の数的・質的異常に加え，vWFの異常や血管壁のもろさなどにより延長する．

メスで耳朶に切創をつくる簡便なデューク（Duke）法が広く用いられているが，アイビー（Ivy）法のほうが，感度・再現性に優れているとされる．後者は，上腕に血圧測定用のマンシェットを巻いて40 mmHgの圧をかけてから，前腕部に切創をつくる．

2）血小板機能検査

1次止血を反映する検査で，血小板凝集能検査と血小板粘着能検査の2つがある．

血小板凝集能検査では，採血検体を遠心して作製した多血小板血漿（PRP）に血小板凝集を誘発する惹起物質（ADP（アデノシン二リン酸）やコラーゲン，リストセチンなど）を加える．血小板が凝集すると，混濁したPRPの透明度が上昇する．このときの光透過性を惹起物質ごとに評価する．

血小板粘着能検査では，ガラスビーズやガラスフィルターに血液やPRPを通過させ，通

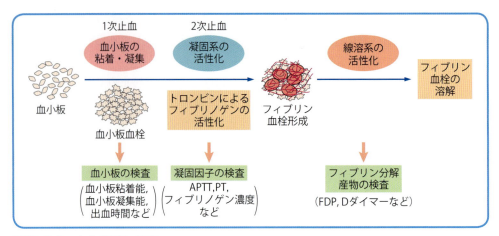

図Ⅱ-2-1　止血機構と検査

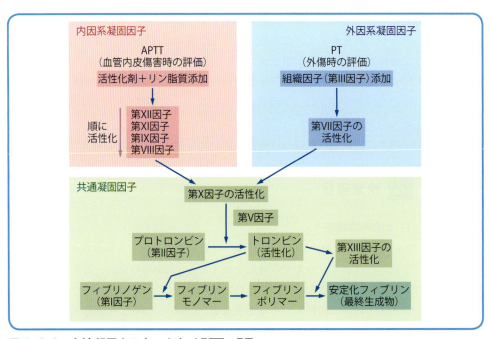

図Ⅱ-2-2　血液凝固カスケードとAPTT・PT

過前後の血小板数の変化を観察する．この検査は，血小板粘着能だけでなく凝集能も反映する．

3）プロトロンビン時間（PT）と活性化部分トロンボプラスチン時間（APTT）

ともに2次止血を反映する検査である．分離した血漿に凝固活性化物質を添加してフィブリン塊が析出するまでの時間を測定する．

2　血液・造血器の検査　　37

表Ⅱ-2-2　出血・凝固検査の各項目

検査項目	おおよその基準範囲*
出血時間	5 分以内（通常 1〜3 分）
プロトロンビン時間（PT）	10〜12 秒
	70〜130%
	INR 0.9〜1.1
活性化部分トロンボプラスチン時間（APTT）	30〜40 秒
フィブリノゲン	200〜400 mg/dL
フィブリン分解産物（FDP）	5.0 μg/mL 以下
D ダイマー	1.0 μg/mL 以下

*日本臨床検査医学会「学生用共通基準範囲」および臨床検査法提要第 33 版より．

表Ⅱ-2-3　APTT・PT の異常とその原因

		APTT	
		正常	延長
PT	正常	正常 ------------ 血小板異常* ⅩⅢ異常*	内因系凝固因子異常（Ⅷ，Ⅸ，Ⅺ，Ⅻ） 循環抗凝血素 など
	延長	外因系凝固因子異常（Ⅶ）	共通凝固因子異常（Ⅰ，Ⅱ，Ⅴ，Ⅹ） ビタミンK欠乏（Ⅱ，Ⅶ，Ⅸ，Ⅹ生成障害） 肝不全** 複合凝固因子異常

*PT，APTT ともに正常でも，血小板の機能や数の低下，因子異常が出血傾向の原因となる．
**ほとんどの凝固因子が肝臓で生成されるため，肝臓は PT，APTT の延長の原因となる．

　　プロトロンビン時間（PT）は，外傷時に損傷した組織から放出される組織因子（第Ⅲ因子）が活性化する外因性凝固因子（第Ⅶ因子）と共通凝固因子（第Ⅰ，Ⅱ，Ⅴ，Ⅹ因子）の活性を評価する一方，活性化部分トロンボプラスチン時間（APTT）は，なんらかの原因で生じた血管内皮の障害が活性化する内因系凝固因子（第Ⅷ，Ⅸ，Ⅺ，Ⅻ因子）と共通凝固因子の活性を評価する（図Ⅱ-2-2）．

　　この 2 つの組み合わせにより凝固因子のスクリーニングを行い，どの凝固因子に質的あるいは量的異常を有する可能性があるか推定する（表Ⅱ-2-3）．必要に応じて，さらに個々の凝固因子の活性やタンパク量を測定する．

4）凝固・線溶活性化の評価（図Ⅱ-2-3）

　　凝固系の活性化はプロトロンビンがトロンビンに転換されることで開始する．この際，プロトロンビンからプロトロンビンフラグメント 1+2（F1+2）が切り出される．フィブリンの前駆体であるフィブリノゲンは，トロンビンの作用によりフィブリンモノマーに変

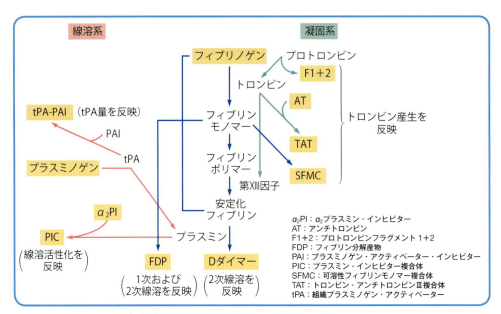

図Ⅱ-2-3　凝固系と線溶系

換される．このフィブリンモノマーが集まってフィブリンポリマーとなり，さらにトロンビンによって活性化された第XIII因子により安定化フィブリンが形成される．アンチトロンビン（AT）は，トロンビンに結合してこれを不活性化し，トロンビンとトロンビン・アンチトロンビンⅢ複合体（TAT）を形成する．前述のF1＋2やTATは血中半減期が短く測定しにくいトロンビンの生成状態を反映する．また，フィブリンモノマーが安定化フィブリンになる際に同時に形成される可溶性フィブリンモノマー複合体（SFMC）も，トロンビンの生成状態を反映するとされる．

　線溶を担うプラスミンは，組織プラスミノゲン・アクティベーター（tPA）の作用により前駆体であるプラスミノゲンが活性化したものである．プラスミンが血栓形成前のフィブリノゲンを分解することを1次線溶，血栓形成の結果生じたフィブリンを分解することを2次線溶という．プラスミンも，トロンビン同様に血中半減期が短く測定しにくいために他の検査項目で代用する．フィブリンとフィブリノゲンの分解産物を含むフィブリン分解産物（FDP）は1次および2次線溶を，安定化フィブリンの分解産物であるDダイマーは2次線溶を，それぞれ反映する．活性化したプラスミンは，α_2プラスミン・インヒビター（α_2PI）によって不活性化されるが，この際に形成されるPICも線溶活性化の指標になる．一方，プラスミンを活性化するtPAは，プラスミノゲン・アクティベーター・インヒビター（PAI）が結合することで抑制されるが，この際形成されるtPA-PAI複合体はtPA量の指標となる．

2 | 血液・造血器の検査 **39**

表Ⅱ-2-4 血液疾患の病勢評価のための生化学項目

疾患	病勢評価のための生化学項目
白血病	LD，尿酸
悪性リンパ腫	可溶性 IL-2 受容体，LD，AST，CRP，尿酸，カルシウム（成人 T 細胞性白血病リンパ腫）
多発性骨髄腫	総タンパク・タンパク分画・免疫グロブリン（骨髄腫細胞が産生する M タンパクを反映），クレアチニン，カルシウム，β_2ミクログロブリン
溶血性貧血	LD，AST，間接ビリルビン，ハプトグロビン
巨赤芽球性貧血	LD，AST，間接ビリルビン

AST：アスパラギン酸アミノトランスフェラーゼ，CRP：C 反応性タンパク，IL-2：インターロイキン-2

C 検査時の注意点

　採血管内には抗凝固薬が入れられているが血液量との比率が結果に影響するため，添加する血液の規定量を厳密に守る必要がある．また血液添加後はすぐに転倒混和して凝固反応が進むのを防ぐ．

3 | 生化学検査

A 生化学検査の目的

　生化学検査とは，血液中の液体成分である血清および尿などに含まれる酵素や電解質，脂質，タンパクなどの化学物質を測定する検査であり，疾患の病勢・感染症に伴う炎症・臓器障害の評価や，全身管理のための栄養状態の把握などのために行われる．

B 検査項目

　通常の生化学検査は，スクリーニングが目的である．疾患特異性はないが，一部の血液疾患では診断補助に有用である．また症例によっては病勢の評価に有効である（**表Ⅱ-2-4**）．
　一般に肝障害のマーカーとして知られる**乳酸脱水素酵素（LD または LDH）**は，種々の造血器疾患で病勢を反映して上昇する．LD には 5 つのアイソザイム（酵素活性が同じで分子構造が異なるもの）がある．細胞や組織によって含有する LD のアイソザイムが異なるため，どのアイソザイムが上昇するかを調べることで，その原因を推定することができる（**表Ⅱ-2-5**）．

表Ⅱ-2-5 LD アイソザイムと疾患

LD アイソザイム	多く含まれる細胞・臓器	高値を示す疾患
LD1 と LD2	赤血球，心筋など	溶血性貧血，巨赤芽球性貧血，心筋梗塞，胚細胞性腫瘍など
LD2 と LD3	白血球，肺，骨格筋など	白血病，悪性リンパ腫，肺がん，皮膚筋炎，筋ジストロフィーなど
LD4 と LD5	肝臓，骨格筋など	急性肝炎，肝細胞がん，骨格筋損傷など

4 免疫機能検査

A 免疫機能検査とは

　免疫機能を担うリンパ球は，T 細胞と B 細胞の 2 つに分けられる．一般的に，T 細胞は細胞性免疫を担い，B 細胞は免疫グロブリン（抗体）を産生して体液性免疫を担う．

　現在広く普及している免疫機能検査としては，末梢血などに存在するリンパ球を T 細胞と B 細胞に分類するために行う細胞表面マーカー検査，B 細胞の産生する免疫グロブリンに関する検査がある．

B 検査の目的と検査項目

細胞表面マーカー検査

　末梢血検体を溶血させた後に，各リンパ球抗原（細胞表面マーカー）に特異的な抗体を反応させて，各抗原の発現の有無を解析する．この解析により，検体内における T，B 細胞の割合（＝免疫不全の評価，これをリンパ球サブセット検査という）や，各リンパ球分画における抗原発現の異常（＝腫瘍性の評価）を検出することができる．末梢血以外にも，リンパ節浮遊液や骨髄血，胸・腹水が検体として用いられる．

　さらに，非リンパ系である骨髄系細胞に対する抗体を使用することで，急性骨髄性白血病などの腫瘍性疾患の補助診断にも用いられる（表Ⅱ-2-6）．

免疫グロブリンに関する検査

　免疫グロブリンは，B 細胞の最終分化段階である形質細胞が分泌するタンパクで，微生物や異物を認識して結合する．免疫グロブリン 1 分子は，2 つの重鎖（H 鎖）と 2 つの軽鎖（L 鎖）で形成される．H 鎖と L 鎖で形成される先端部分は可変領域とよばれ，さまざまな抗原に結合できるように構造が多様性に富む（図Ⅱ-2-4）．H 鎖は 5 種類があり，これにより 5 種類のアイソタイプに分類される．一方，L 鎖は κ 鎖と λ 鎖の 2 種類がある．

表Ⅱ-2-6　白血球分化系列と細胞表面マーカー

細胞分画	細胞表面マーカー
白血球共通抗原	CD45
造血幹細胞	CD34
増殖，活性化	CD38，HLA-DR
T細胞系	CD3，CD4（ヘルパーT細胞），CD8（細胞傷害性T細胞），CD7，CD5，CD2
B細胞系	CD19，CD10，CD20，CD22，免疫グロブリンL鎖（κ，λ）
NK細胞系	CD2，CD16，CD56
骨髄系	CD13，CD33，CD117
成熟単球，好中球	CD11b（単球），CD14（単球），CD15（好中球）
赤芽球系	CD36，CD71，CD235a（Glycophorin A）
巨核球系	CD41，CD42，CD61

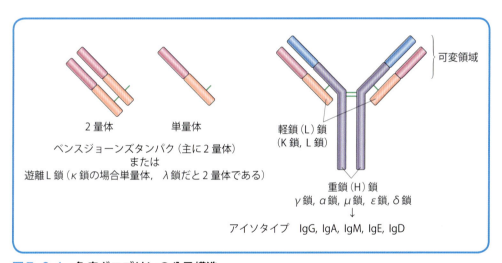

図Ⅱ-2-4　免疫グロブリンの分子構造

1）タンパク分画検査

　タンパク全体における免疫グロブリンの割合を測定する．血清タンパクを電気泳動し，アルブミン，$α_1$，$α_2$，$β$，$γ$の5つに分画して評価する．$α_1$分画と$α_2$分画には急性炎症で増加する急性相反応物質が，$β$分画には鉄を運ぶトランスフェリンや補体（C3）が，それぞれ含まれる．$γ$分画は，慢性炎症など高$γ$グロブリン血症で増加する．

　形質細胞性腫瘍の多発性骨髄腫やB細胞性リンパ腫のマクログロブリン血症では，腫瘍細胞がつくる**Mタンパク**（単クローン性の免疫グロブリン）が増加する．Mタンパクの増加は，$γ$分画に先鋭なピーク（**Mピーク**）として認められる（**図Ⅱ-2-5**）．高$γ$グロブ

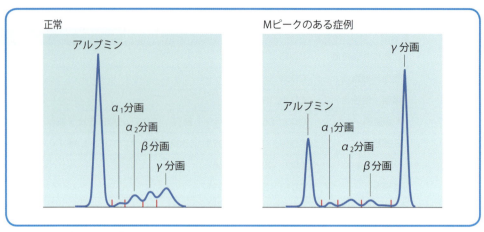

図Ⅱ-2-5　タンパク分画

リン血症の鑑別に有用である．

2）免疫グロブリン値

　血清中に存在する5種類の免疫グロブリンのうち，量的に多く存在する IgG，IgA，IgM の濃度が主に測定される．

　造血幹細胞移植後や，免疫抑制薬・抗がん薬投与後では，3つのアイソタイプのいずれも低値を示す．一方，慢性肝炎や関節リウマチなど慢性炎症が存在する場合には，いずれも高値を示す．

　多発性骨髄腫やマクログロブリン血症では，Mタンパクのアイソタイプ（前者はIgGまたはIgA，後者はIgM）が高値を示すため病勢マーカーとして利用される．

　IgE は，アレルギー性疾患や寄生虫感染で反応性に増加する．IgE-RAST（特異的IgE抗体検査）法を用いることにより，特異的なアレルゲンに対するIgEの検出が可能である．

3）感染症に対する抗体価

　感染症の評価は，化学療法や造血幹細胞移植を行う上で重要である．ウイルスや細菌などの病原体が初めて体内に侵入した場合，数日の潜伏期を経て特異的なIgMが増加する．2週間後をピークにIgMは正常化するが，引き続いてIgGが増加し長期にわたって高値を維持する．そのため抗体価が高くても1回の抗体価の検査だけでは感染があったかを判定するのは難しい．そこで，発症時と回復期（発症後2～3週間後）のペア血清の抗体価を比較し，4倍以上上昇した場合にその病原体に感染したと推定する（図Ⅱ-2-6）．

　最近では，多くの感染症に対する抗体価をIgG，IgMに分けて測定することが可能である．

4）免疫電気泳動検査（免疫電気泳動法・免疫固定法）

　免疫グロブリンを産生する形質細胞性腫瘍の診断に有用である．免疫電気泳動法（IEP）では，寒天ゲル内で血清をまず電気泳動し，その後抗ヒト全血清や免疫グロブリン各鎖に対する特異的な抗体とゲル内沈降反応を行い，生じた沈降線（＝抗原抗体反応でできた沈

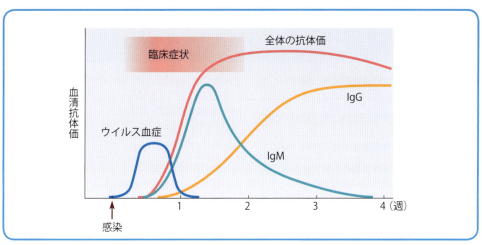

図Ⅱ-2-6　ウイルス初感染における抗体価の推移

殿物）を観察してそのタンパク成分の増減を検出する．一方，免疫固定法（IFE）は電気泳動後に特異的な抗体を直接塗布する．いずれもMタンパクの同定に使用されるが，IFEのほうが微量なMタンパクの検出に有効である．

　Mタンパクのうち，免疫グロブリンのL鎖のみからなるものを**ベンスジョーンズ（Bence Jones）タンパク**といい，多発性骨髄腫やマクログロブリン血症の一部で認められる．低分子で尿中に排泄されやすいため，濃縮尿を用いて検出する．

5）免疫グロブリン遊離L鎖 κ/λ 比

　形質細胞では免疫グロブリンL鎖がH鎖よりも多く産生されるため，過剰となったL鎖がH鎖と結合することなく，遊離L鎖として細胞外へ分泌される．血清に存在する**遊離L鎖**中の**κ/λ比**を算出することで，多発性骨髄腫などの形質細胞性腫瘍を高感度で把握することができる．ベンスジョーンズタンパク陽性例のほか，Mタンパクの分泌の少ない症例，Mタンパク量の少ない早期での診断に有用である．

5　染色体・遺伝子検査

A　染色体・遺伝子検査の目的

　ヒトの染色体は，核内に存在し，1つの細胞に性染色体を含め23対（46個）である．この染色体上に約2万対の遺伝子が存在し，各遺伝子は数千〜数万の塩基によって構成されている．

　臨床で行われる検査では，①**染色体検査**は染色体全体の異常，②**蛍光 in situ ハイブリダイゼーション（FISH）検査**は特定の遺伝子の一部あるいは全体，③**PCR（ポリメラーゼ連鎖反応）検査**は遺伝子のごく一部，をそれぞれ検出する．近年，造血器腫瘍には染色

表Ⅱ-2-7 造血器腫瘍に特異的な染色体・遺伝子異常

疾患	染色体異常*	キメラ遺伝子（FISHまたはPCRで検出）
急性骨髄性白血病（M2）	t(8；21)(q22；q22)	RUNX1-RUNX1T1（AML1-ETO）
急性骨髄性白血病（M4Eo）	inv(16)(p13.1q22) または t(16；16)(p13.1；q22)	CBFB-MYH11
急性前骨髄球性白血病（M3）	t(15；17)(q22；q21)	PML-RARA
急性骨髄性白血病 または 急性リンパ球白血病	t(v；11q23)（vは染色体上のさまざまな部位）	KMT2A（MLL）-X**
小児急性リンパ球性白血病	t(12；21)(p13；q22)	ETV6-RUNX1（TEL-AML1）
慢性骨髄性白血病 または 急性リンパ性白血病	t(9；22)(q34；q11.2)	BCR-ABL1

*tは相互転座，invは逆位，pは短腕，qは長腕を表す（表1および図1参照）．たとえば，t(8；14)(p24；q32)は8番染色体と14番染色体が短腕24バンドと長腕32バンドの位置でそれぞれ切断され入れ替わっていること，inv(16)(p13.1q22)は，16番染色体の短腕13.1バンドから長腕22バンドまでの部分が逆向きであることを表す．
**Xにはさまざまな遺伝子が入る．現在，80種類以上が報告されている．

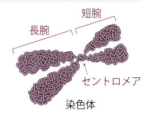

体異常や遺伝子異常によって分類される疾患・病型が増えてきており（表Ⅱ-2-7），染色体・遺伝子検査は造血器腫瘍の診断，治療方針の決定に必須な検査である．

6 骨髄検査

A 骨髄検査とは

　骨髄は造血を担う器官で，あらゆる血液細胞の元になる未熟な細胞が存在する．骨髄検査はこれら造血の状態を評価するために行われる．採取する検体により，①骨髄中の血液成分（骨髄血）を採取して細胞レベルでの検索を行う**骨髄穿刺**，②支持組織を含めた骨髄組織全体を採取し病理学的に検索する**骨髄生検**，に分けられる．

B 骨髄検査の目的

　造血器疾患（白血病，再生不良性貧血などの造血不全）の診断・治療効果判定・経過観察，がんの骨髄浸潤の有無の判定，不明熱の鑑別（血球貪食症候群，粟粒結核など）などを目的として行われる．

C 骨髄検査の禁忌

穿刺・生検部位の骨折，強い出血傾向，凝固異常症（血友病など）などが禁忌となる．血小板減少症のみでは必ずしも禁忌とはならない．

D 検査項目

骨髄血の評価

1）有核細胞数，骨髄細胞密度

いずれも穿刺部位における造血の状況を反映する．有核細胞数は骨髄血 $1\,\mu$L あたりの有核細胞数（基準値は 10〜20 万/μL）で，抗凝固薬入り容器を用いて検査する．骨髄細胞密度は塗抹標本上の細胞密度を 3 段階（低形成，正形成，過形成）で評価する．

2）巨核球数

骨髄血 $1\,\mu$L あたりの巨核球数（基準値は 50〜150/μL）で，抗凝固薬入り容器を用いて検査する．血小板減少症の評価では，巨核球数の減少は再生不良性貧血など血小板産生の低下を，増加は脾腫や特発性血小板減少性紫斑病（ITP），播種性血管内凝固症候群（DIC）など血小板の消費・破壊を示唆する．

3）骨髄像（ミエログラム）

骨髄像は，検体採取時に作製した塗抹標本を観察し，標本上の各細胞成分の割合（細胞分画）を示す．急性白血病では白血病細胞（骨髄芽球またはリンパ芽球），悪性リンパ腫ではリンパ腫細胞，多発性骨髄腫では形質細胞（骨髄腫細胞），がそれぞれ増加する．骨髄系細胞全体（Myeloid cell＝M）と赤芽球系細胞全体（Erythroid cell＝E）の割合を M/E 比という（通常 2〜4：1）．感染症などの白血球増加症では M/E 比は高く，溶血性貧血など赤芽球が増殖する場合には M/E 比は低くなる．

同時に，塗抹標本上の血球細胞の形態異常（異形成）についても評価する．

4）細胞表面マーカー検査

「④ 免疫機能検査」（p.40）参照のこと．

5）染色体・遺伝子検査

「⑤ 染色体・遺伝子検査」（p.43）参照のこと．

骨髄組織の評価

骨髄生検で得られた骨髄組織は，脱灰後ヘマトキシリン・エオジン（HE）染色を行う．組織レベルでの検索が行えるため，脂肪組織や線維化の有無，悪性リンパ腫やがんの浸潤の判定に有用である．さらに各種抗体による免疫染色や FISH 検査（p.43 参照）を用いることで，より詳細な検索を行うことができる．

また，骨髄穿刺で採取した骨髄血の一部を凝固し，生検組織と同様にホルマリンで固定した骨髄クロット標本の作製が推奨されている．クロット標本でも基本的に組織レベルでの検討が可能である．

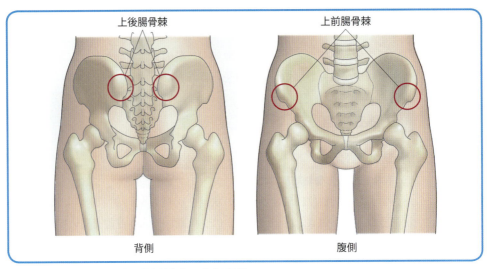

図Ⅱ-2-7　腸骨における骨髄検査の穿刺部位

E 検体の採取部位（図Ⅱ-2-7）と体位（図Ⅱ-2-8）

　成人では，基本的に腸骨背側の**上後腸骨棘**で行う（腹側からでも可能である）．胸骨は厚みがなく深部には心臓や大血管があるため，できるだけ避けるようにする．とくに病的骨折を起こしやすい多発性骨髄腫や骨粗鬆症の患者では，胸骨からの採取は避ける．施行する場合は，胸骨柄の第2あるいは第3肋間の高さからで，骨髄穿刺のみに限定される．

　小児でも腸骨の上後腸骨棘から行うのが一般的である．乳児では**脛骨上部**1/3などから行うこともある．

F 検査時の注意点（副作用・合併症）

　骨膜穿刺針や生検針の侵入による直接的な疼痛は局所麻酔で緩和できるが，骨髄血吸引時の疼痛（引き抜かれるような感じ）は緩和できない．穿刺部からの出血はあるが，通常少量である．

　骨髄生検では，生検針が骨盤を突き抜けると腹側にある筋肉や血管を損傷する可能性があるので，深く入りすぎないように注意する．

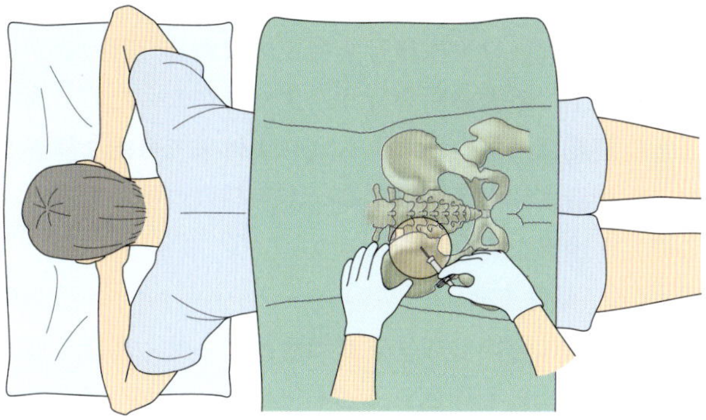

2 | 血液・造血器の検査 | 47

図Ⅱ-2-8　上後腸骨棘からの骨髄検査時の患者の姿勢（腹臥位）

7 | リンパ節生検

A リンパ節生検の概要，目的

　リンパ節腫脹は，病気の症状の場合もあるが正常のリンパ節を触知していることもある．リンパ節生検はその由来を正確に判別できるが侵襲的な検査であり，適応については慎重な判断が必要である．大きさ，痛みの有無や硬さ，可動性などの性状から，可能な限り鑑別する．悪性疾患由来のリンパ節腫脹を疑う場合は，原発巣の検索と同時に積極的に生検を考慮する．大きさが 1 cm 未満の頭頸部リンパ節は健常者（とくに若年者）でもしばしば触知されるため，大きさで適応を判断する場合は 2 cm を超えるかどうかが 1 つの目安となる．

　複数のリンパ節が腫脹している場合は，もっとも大きい病変を狙って生検を行う．複数の領域でリンパ節が腫脹している場合は，腋窩や鼠径のリンパ節は反応性であることも多いため，頸部リンパ節からの生検が推奨される．

B 検査の種類

　リンパ節生検には，主に以下のものがある．

1）穿刺吸引細胞診

　22 G 程度の細い針を病変部に直接刺し，注射器で細胞を吸引し，プレパラートに固定して顕微鏡で観察する．多くの場合は麻酔を必要とせず，術後に大きな傷も残さない侵襲の少ない簡便な検査であるが，診断を確定させることが困難な場合もある．とくに悪性リンパ腫の場合は，細胞診では正常な細胞と腫瘍細胞の鑑別が困難なことが多く，悪性リンパ腫であったとしても病型の確定まではできないため，不向きである．

2) 針生検

　細胞診よりも太いコア生検針を病変部に刺し，針のなかに組織の一部を納めて組織を採取し，顕微鏡下で組織診断を行う．生検針が太いため，局所麻酔を用いて行う．針生検に比べると侵襲度は大きいが，傷も残らず外来で可能な検査である．組織診断が行えるため穿刺吸引細胞診よりも正診率は高いが，採取可能な組織が小さいため，悪性リンパ腫では病型の確定が困難な場合もある．

3) 切開生検，切除生検

　皮膚を外科的に切開してリンパ節を露出させ，組織を直接採取して顕微鏡下で組織診断を行う．病変の一部を採取する切開生検と，リンパ節を丸ごと採取する切除生検がある．皮膚切開を行うため侵襲が大きく，傷も残り美容を損なうため若年者や女性では適応を慎重に検討する必要があるが，もっとも確実な診断法である．触知可能な表在のリンパ節の生検は，局所麻酔下で行われる．

8 | 画像診断

A 画像診断の概要，目的

　血液疾患では，悪性リンパ腫，多発性骨髄腫などの病勢の把握のため画像診断が有効なことが多い．血液疾患でしばしば用いられる画像検査には，X線，エコー，CT（コンピューター断層撮影），MRI（磁気共鳴画像法），核医学（骨シンチグラフィー，PET）などがある．

B PET

PET の概要，目的

　PET（陽電子放出断層撮影，通称ペット）では，ブドウ糖と構造が似ており，放射性核種であるフッ素がついた^{18}F-フルオロデオキシグルコース（FDG）が検査薬として用いられる．悪性腫瘍の細胞は正常な細胞よりも代謝が亢進しているため，FDG が積極的に取り込まれる．PET は，そこから放出される微量の放射線を測定することで病変の位置を同定する核医学検査である（図Ⅱ-2-9）．リンパ節や腫瘤が活動性を有する病変か，壊死または線維化したものであるかを識別する点で従来の画像診断法と比べて優れている（図Ⅱ-2-10）．悪性リンパ腫では，治療後に病変が残存腫瘤として認められることがしばしばある．とくに大きな病変の場合，治療により腫瘍細胞が消滅しても，腫瘤が線維化して残存することがあり，以前は慎重に経過を観察して腫瘤が残存しているのか否かを判断するしかなかったが，PET では FDG の取り込みが認められなければ腫瘍は消失したと判断できる．

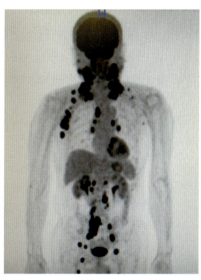

図Ⅱ-2-9 悪性リンパ腫のPET像
全身のリンパ節に，FDGの異常集積が認められる．

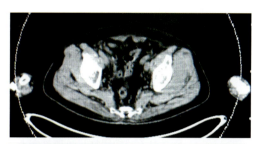
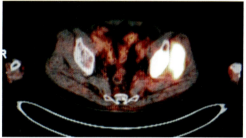

図Ⅱ-2-10 多発性骨髄腫のPET像
CT画像（上）のみでは，病変の存在ははっきりしない．PET-CT画像（下）では右腸骨および周囲の組織にFDGが強く集積しており（白色部分），病変の存在が疑われる．

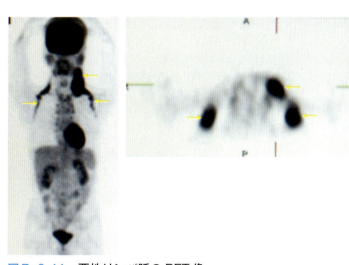

図Ⅱ-2-11 悪性リンパ腫のPET像
頸部のリンパ腫病変の他に，褐色脂肪組織へのFDGの集積が認められる．断層像のみでは，病変との鑑別が困難である．

PET の問題点

　実施の方法と PET の解釈がいまだ標準化されておらず，読影者，装置，組織型ごとの FDG の親和性などに，多様性があることである．また，胸腺の過形成，感染，炎症，サルコイドーシス，褐色脂肪などにも FDG は取り込まれる（**図Ⅱ-2-11**）．化学療法後の骨髄回復期や G-CSF（顆粒球コロニー刺激因子）などの造血因子を用いた後に，骨髄での FDG の取り込みがびまん性に増加することもある．病変が存在しないにもかかわらず陽性と判断される（偽陽性）可能性がある．その他に，装置の分解能，技術，組織型ごとの FDG の親和性の多様性による偽陰性もある．

PET 施行の際の注意点

　運動を行うと筋肉での FDG の取り込みが亢進してしまうため，検査前日〜当日は運動を避ける．また，検査直前に糖分を摂取すると病変での FDG の取り込みが低下するため，検査の 4 時間以上前より絶食にする必要がある．糖尿病などで血糖値が高い状態では FDG は筋肉や脂肪に集積する傾向があるため，検査の精度が下がる場合がある．

3 血液・造血器疾患の治療

1 化学療法

A 化学療法とは

　化学療法とは，抗がん薬を用いた治療法のことである．造血器腫瘍は発症初期から腫瘍細胞が血流を介して全身くまなく行き渡ると想像されるため，他の悪性腫瘍と異なり，外科手術により治癒が望めず，抗がん薬治療がもっとも効率よく腫瘍細胞を駆逐する手法である．

　抗がん薬は細胞分裂期に作用する薬剤がほとんどである．したがって，正常細胞より盛んに細胞分裂を行う腫瘍細胞がより強い影響を受ける．一方で，細胞分裂が行われている正常細胞においても抗がん薬が作用し，しばしば副作用として発現するため問題となる．常に細胞分裂している正常細胞として造血細胞，粘膜細胞，毛母細胞はとくに顕著な副作用が発現する．化学療法には少なからず副作用があり，ときに重篤な合併症を起こす可能性がある．このため，注意深い観察と迅速な対応が必要となり，医師，薬剤師，看護師の連携が必須である．

> **もう少しくわしく**
>
> **急性白血病における化学療法の注意点**
>
> 急性白血病では，発症時には全身に 10^{12} 個（1兆個）に及ぶ白血病細胞が存在し，正常造血細胞はその 1/100 程度に減少している．抗がん薬の作用機序から腫瘍細胞だけではなく正常造血細胞も破壊するため，化学療法後の造血障害が顕著にみられる．きわめて強力な化学療法を行うと造血幹細胞までが失われ，骨髄不全となり，致命的である．このため，化学療法における投与量・投与期間の誤投与は深刻な事態をまねくことになり，慎重な確認が必須である．

B 化学療法の選択

　数多くの化学療法を選択する際に考慮する点は，まず対象とする腫瘍の特徴である．腫瘍により選ぶべき化学療法は自ずと限られてくるが，その多くは臨床試験により効果が報告されている治療法である．さらに目指す治療効果および腫瘍の悪性度などにより，化学

表Ⅱ-3-1　パフォーマンスステータス（PS）

スコア	定義
0	まったく問題なく活動できる. 発症前と同じ日常生活が制限なく行える.
1	肉体的に激しい活動は制限されるが，歩行可能で，軽作業や座っての作業は行うことができる.　例：軽い家事，事務作業
2	歩行可能で，自分の身のまわりのことはすべて可能だが，作業はできない. 日中の 50％以上はベッド外で過ごす.
3	限られた自分の身のまわりのことしかできない.　日中の 50％以上をベッドか椅子で過ごす.
4	まったく動けない. 自分の身のまわりのことはまったくできない. 完全にベッドか椅子で過ごす.

［日本臨床腫瘍研究グループ（Japan Clinical Oncology Group：JCOG）ホームページ，〔http://www.jcog.jp/doctor/tool/C_150_0050.pdf〕（最終確認：2014 年 8 月 7 日）より引用］

療法の強度から選択する．しかし，悪性度が高い腫瘍であっても，全身状態が不良の患者や，高齢者である場合は，副作用を考慮し，副作用が少ない化学療法を選択する．

全身状態の評価は化学療法の選択のみならず，副作用の評価にも必要である．客観的に数量化するために，世界的に統一したスケールを用い評価する．パフォーマンスステータス（PS）（**表Ⅱ-3-1**）は，世界共通で使われる，全身状態評価の基準である．

C 用いられる抗がん薬の種類

抗がん薬はその作用機序・化学構造などから分類される．なかでもよく用いられるものとして，代謝拮抗薬，アントラサイクリン・アントラキノン系薬剤，アルキル化薬，植物アルカロイドについて解説する．

1）代謝拮抗薬

代謝拮抗薬は細胞の増殖のための細胞分裂に備えて DNA（デオキシリボ核酸）合成あるいは RNA（リボ核酸）合成を阻害する．代謝拮抗薬は，細胞周期（DNA 複製前休止期［G1 期］，DNA 複製期［S 期］，分裂前準備期［G2 期］，分裂期［M 期］）のなかでは DNA が複製される S 期に効率よく働く．急性白血病に対して使用されるもっとも代表的な代謝拮抗薬であるシタラビンは投与量と投与時間について留意が必要である．急性骨髄性白血病に対して寛解導入時および地固め治療に使用されるシタラビンは 24 時間持続投与のものもあるが，大量シタラビンを 1 日に 2 回に分けて，1 回 3 時間で投与する治療も日常診療で使用される．また，1 日 20〜40 mg のシタラビンを投与する極少量のシタラビン療法も存在する．少量投与の場合，シタラビンは皮下投与が行える数少ない抗がん薬である．

2）アントラサイクリン・アントラキノン系薬剤

アントラサイクリン・アントラキノン系薬剤は，DNA 2 本鎖に特異的に作用し，トポイ

ソメラーゼⅡを阻害することによりDNA鎖を分断する結果，細胞を死にいたらせる．腫瘍細胞が曝露されている時間（投与時間）よりも，薬剤の濃度が効果に重要であり，通常短時間に投与する．心毒性が問題となり，使用する前の心機能を心臓超音波検査にて評価しておくことが肝要である．

3）アルキル化薬

　アルキル化薬は，抗がん薬のなかでももっとも歴史があり，化学兵器の開発がきっかけで発見された．細胞への作用はDNA鎖の切断である．DNAを傷害された細胞は機能障害を有し，細胞死にいたる．シクロホスファミドは免疫抑制作用ももち，抗がん薬としてではなく，免疫抑制薬として，関節リウマチなどの膠原病疾患に使用されることもある．DNA鎖の傷害が正常細胞にも蓄積され，長期投与が二次発がんの危険を高めることが知られている．

4）植物アルカロイド

　植物アルカロイドは植物のもつ毒をもとに合成されたものである．ビンカアルカロイドは細胞分裂が傷害され抗腫瘍効果となる．末梢神経障害が重大な副作用である．悪性リンパ腫の標準治療にビンカアルカロイドのビンクリスチンが含まれており，使用頻度が高い薬剤である．

D　抗がん薬の副作用とその対策

　抗がん薬はその作用機序から，正常臓器にも影響を与えるため，副作用が発現する．主な副作用は，骨髄抑制（白血球減少，血小板減少，貧血など），消化器症状（悪心・嘔吐，食欲不振など），粘膜障害（口内炎，下痢など），皮膚毒性（色素沈着，脱毛など），その他に肝障害，腎障害，神経障害，過敏反応など多岐にわたる．薬剤特有の副作用や，時期によって発現しやすい副作用も異なるため注意が必要である．

　副作用の評価方法として国際的に統一した基準を用い，均一な評価が行われることが望ましい．現在，2009年米国国立がん研究所（NCI）のがん治療評価プログラム（CTEP）が公表している「有害事象共通用語規準（CTCAE）v4.0」を基準に評価することが多い．

消化器系の副作用

1）悪心・嘔吐

　化学療法においてもっとも早期に現れる副作用が悪心・嘔吐である．薬剤が直接あるいは代謝産物が中枢を刺激する場合と小腸粘膜からセロトニン分泌が亢進し嘔吐中枢を刺激することにより，治療早期から症状が現れる．化学療法による悪心・嘔吐に対しては基本的に予防的に対策をとることが重要であり，化学療法の催吐性の強さから，セロトニン受容体拮抗薬（$5HT_3$受容体拮抗薬），サブスタンスP（ニューロキニン-1：NK-1）受容体阻害薬，ステロイドなどが組み合わされて使用される．

　化学療法の投与前に過去に投与された記憶から予測性の悪心・嘔吐がみられることがある．とくに，ホジキン病の標準治療薬であるABVD（ドキソルビシン，ブレオマイシン，

ビンブラスチン，ダカルバジン）療法に含まれるダカルバジンは予測性の悪心・嘔吐を頻繁に認める薬剤である．このような場合，抗不安薬の併用が望ましい．

2）口腔粘膜障害，胃炎，下痢，腹痛

化学療法投与後数日以降に現れる消化器症状として，消化器粘膜の細胞障害による口腔粘膜障害（口内炎）や胃炎，下痢，腹痛などがある．胃炎に対しては予防的に粘膜保護薬やH_2受容体拮抗薬またはプロトンポンプ阻害薬を使用する．また，口内炎は強い痛みを伴い，食思不振にもつながることから，早期に鎮痛薬にて疼痛緩和を図ることが重要である．

その他の副作用

1）発熱性好中球減少症

発熱性好中球減少症（FN）症は，末梢血中の好中球数が$500/\mu L$ 未満である際に，体温が38.3℃を超えるか，または38℃以上が1時間を超えて持続する状態である．化学療法により好中球数が減少することが原因であるが，好中球減少期間に比例してリスクは高くなる．したがって，数週間にわたって好中球減少期間が続く白血病治療，造血細胞移植治療ではリスクが高い．好中球が存在しないため，感染症が成立している組織で膿がつくられず，画像検査などにより感染巣が特定できないことが多い．グラム陰性菌による敗血症は緊急対応が必要であり，ただちに抗菌薬の静注治療を開始する．

2）腫瘍崩壊症候群

化学療法により，一度に大量の腫瘍細胞が破壊されることによりさまざまな臨床症状を発症することを腫瘍崩壊症候群という．腫瘍量が多い初回化学療法や，診断時に尿酸値が上昇している症例において発症しやすい．腫瘍崩壊症候群の発症頻度が高い腫瘍のほとんどが血液悪性疾患である．細胞崩壊により，尿酸，カリウム，カルシウム，リンが増加し，著しく血液がアシドーシスに傾く．化学療法開始後12時間から72時間後までに発症することが多く，臨床症状として尿量の低下が認められることから，化学療法中の尿量測定は必須である．尿量の減少に伴い，検査データ上はクレアチニン，尿素窒素の上昇も認められ，著しい電解質異常や高尿酸血症，急性腎不全などの治療のために，人工透析を必要とすることがある．

予防法として，①水分摂取の励行，②アロプリノール（アロシトール®）の予防内服，③尿のアルカリ化，④ラスブリカーゼ（ラスリテック®）の内服があげられる．外来化学療法においても発症しうる病態であり，慢性骨髄性白血病のような腫瘍細胞数が著しく多い疾患に対してチロシンキナーゼ阻害薬（イマチニブ，ダサチニブ，ニロチニブなど）を開始した際に，発症する報告がある．患者への十分な説明と対応を説明するべき副作用である．

2 | 分子標的治療薬

A 分子標的治療薬とは

　　分子標的治療薬とは，ある特定の分子を標的として，その機能を阻害することによって治療効果を発揮する薬剤である．従来の抗がん薬はDNA複製，核酸代謝経路などのような正常細胞にも共通する部位を標的としていたが，分子標的治療薬はがん細胞に特異的な分子を標的としているため，抗腫瘍効果の特異性が高まることが期待される．

　　理論的には分子標的治療薬は腫瘍細胞に選択的に作用するため正常細胞への影響は少ないと考えられる．その一方で正常細胞における標的分子の機能によって予期せぬ副作用が出る可能性がある．抗がん薬とは異なるタイプの副作用が出てくることが多いため，従来の化学療法に分子標的治療薬を加えるような新たな併用療法が確立されてきた．

　　分子標的治療薬の開発は，腫瘍の分子生物学的研究の進歩とともに進められ，血液疾患はこの分野の研究が盛んな領域であり，大きな成果を上げている．今後もさらなる発展が期待される分野である．

B 分子標的治療薬の種類

　　分子標的治療薬は小分子化合物とモノクローナル抗体の大きく2つに分類される．

1）小分子化合物

　　小分子化合物は化学合成によって産生され，受容体や細胞内シグナル伝達酵素（チロシンキナーゼなど）に特異的に結合してその機能を阻害する．一般名は○○ nib（○○ニブ），あるいは○○ mib（○○ミブ）と表現される．表Ⅱ-3-2に日本で承認されている血液疾患に対する小分子化合物を示す．

2）モノクローナル抗体

　　モノクローナル抗体（図Ⅱ-3-1）は細胞表面に表出している特異抗原や受容体，さらには血漿中の成長因子に特異的に結合してその機能を阻害する．モノクローナル抗体は単剤で作用するものだけではなく，そこに抗腫瘍薬を結合させたものや放射性同位元素を結合させたものなどが開発されている．一般名は○○ mab（○○マブ）と表現される．表Ⅱ-3-3に日本で承認されているモノクローナル抗体を示す．

C 分子標的治療薬の副作用とその対策

　　前述のように，分子標的治療薬はある特定の分子を標的としているために従来の抗がん薬に比べて副作用は少ないと考えられるが，薬剤の種類により血球減少や臓器障害といった従来の抗がん薬と同様の副作用や，それとは異なる副作用が報告されている．

　　分子標的治療薬に特徴的な副作用としてはインフュージョン・リアクション（注入に伴

表II-3-2 分子標的治療薬の種類（小分子化合物）

一般名（商品名）	作用機序	適応疾患
イマチニブ（グリベック®）	Bcr-Abl チロシンキナーゼ阻害薬	慢性骨髄性白血病 Ph 陽性急性リンパ性白血病
ダサチニブ（スプリセル®）	Bcr-Abl チロシンキナーゼ阻害薬	慢性骨髄性白血病 再発または難治性 Ph 陽性急性リンパ性白血病
ニロチニブ（タシグナ®）	Bcr-Abl チロシンキナーゼ阻害薬	慢性骨髄性白血病
ボルテゾミブ（ベルケイド®）	プロテアソーム阻害薬	多発性骨髄腫
ボリノスタット（ゾリンザ®）	ヒストン脱アセチル化酵素（HDAC）阻害薬	皮膚T細胞性リンパ腫
ボスチニブ（ボシュリフ®）	Bcr-Abl チロシンキナーゼ阻害薬	前治療薬に抵抗性または不耐容の慢性骨髄性白血病
イキサゾミブ（ニンラーロ®）	プロテアソーム阻害薬	再発または難治性多発性骨髄腫

Ph：フィラデルフィア染色体．

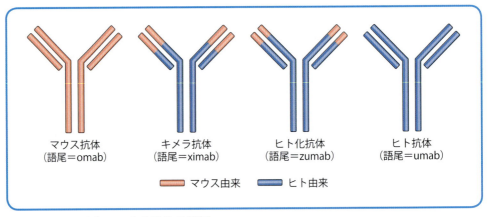

図II-3-1 モノクローナル抗体の種類

う反応）がある．症状としては，投与中や投与終了後に発熱，発疹，呼吸困難，血圧低下などが認められる．点滴で投与する際には緩徐に投与を開始し，症状を確認しながら徐々に投与速度を上げていく．インフュージョン・リアクションを高頻度で認める薬剤については，投与前にアセトアミノフェン，抗ヒスタミン，ステロイドなどを予防的に投与する．症状出現時には投薬を中断して抗ヒスタミンやステロイドなどを用いて治療を行い，必要に応じて酸素投与，昇圧薬投与などの対応を行う．症状が消失すれば投与速度を落として投与再開できることが多いが，症例によっては継続困難と判断することもある．

3 血液・造血器疾患の治療

表Ⅱ-3-3 分子標的治療薬の種類（モノクローナル抗体）

一般名（商品名）	作用機序	適応疾患
リツキシマブ（リツキサン®）	キメラ抗 CD20 モノクローナル抗体	CD20 陽性 B 細胞非ホジキンリンパ腫，免疫抑制状態下の CD20 陽性 B 細胞リンパ増殖性疾患
イブリツモマブ チウキセタン（ゼヴァリン®）	抗悪性腫瘍薬・放射標識抗 CD20 モノクローナル抗体	CD20 陽性再発または難治性の低悪性度 B 細胞性非ホジキンリンパ腫，マントル細胞リンパ腫
オファツムマブ（アーゼラ®）	ヒト型抗 CD20 モノクローナル抗体	再発または難治性の CD20 陽性の慢性リンパ性白血病
モガムリズマブ（ポテリジオ®）	ヒト化抗 CCR4 モノクローナル抗体	再発または難治性の CCR4 陽性の成人 T 細胞白血病リンパ腫，皮膚 T 細胞リンパ腫
ゲムツズマブ オゾガマイシン（マイロターグ®）	抗腫瘍性抗生物質結合ヒト化抗 CD33 モノクローナル抗体	再発または難治性の CD33 陽性の急性骨髄性白血病
デノスマブ（ランマーク®）	ヒト型抗 RANKL 抗体	多発性骨髄腫による骨病変
ダラツムマブ（ダラザレックス®）	ヒト型抗 CD38 モノクローナル抗体	再発または難治性多発性骨髄腫
エロツズマブ（エムプリシティ®）	ヒト化抗ヒト SLAMF7 モノクローナル抗体	再発または難治性多発性骨髄腫
ニボルマブ（オプジーボ®）	ヒト型抗ヒト PD-1 モノクローナル抗体	再発または難治性古典的ホジキンリンパ腫

RANKL：破骨細胞分化因子，SLAMF7：シグナル伝達リンパ活性分子ファミリー 7.

D 分子標的治療薬の問題点

　分子標的治療薬の発展によりがん化学療法の治療戦略は大きな進歩を遂げた．腫瘍細胞に選択的に働き副作用の少ない薬剤は，治療効果が優れているというだけでなく患者負担が少ないという点でも，病気に苦しむ患者にとっては待ち望んだ治療法である．今後のがん治療において，分子標的治療薬の占める割合はますます大きくなると期待される．

　しかしながら，概して分子標的治療薬は高価であるということが問題である．開発に莫大な費用を要し，適応患者数が少ない血液疾患に対する分子標的治療薬が高額となるのは避けられない側面もある．このような高価な分子標的治療薬は患者の経済的負担を増し，さらには国民医療費の増大につながってくる．今後はさらにその傾向が強くなるため，どのような対策をとるか難しい問題である．

3 | 免疫抑制療法

A 免疫抑制療法とは

免疫抑制療法とは，**過剰な免疫反応**が原因となる疾患の治療のために，免疫担当細胞の働きを抑制する治療である．免疫担当細胞とは白血球であり，そのなかでもリンパ球の働きが中心である．多くの免疫抑制療法はこのリンパ球の働きを抑制することを目的としている．

血液疾患には自己免疫により発症する疾患が多く存在する．このため，免疫抑制療法が奏功し，また，長期間にわたり免疫抑制療法を継続する必要がある症例も多い．特発性血小板減少性紫斑病（ITP, p.152 参照）や自己免疫性溶血性貧血（AIHA, p.102 参照）ではそれぞれ抗血小板抗体，抗赤血球膜抗体がつくられる．この抗体が結合した血球が脾臓などで貪食され血球減少をきたす．

再生不良性貧血や一部の骨髄異形成症候群でも免疫抑制療法が奏功するため，自己免疫が関与している疾患群と考えられているが，機序ははっきりしていない．

B 免疫抑制療法の種類と実際

1) 副腎皮質ステロイド：少量～中等量

プレドニゾロン（PSL）として 0.5～2 mg/kg（経口投与の場合，通常 1 mg/kg）を初期投与する治療である．ITP および AIHA の初期治療に用いられる．その他，薬剤性間質性肺炎，同種造血幹細胞移植後の**移植片対宿主病**（GVHD, p.73 参照）といった免疫の異常による疾患の治療にも用いられる．初期投与の後，効果をみて緩徐に減量してゆくが，減量の途中で原疾患が再燃することもあり，慎重に減量は行われる．

一方，悪性リンパ腫，急性リンパ性白血病治療においても化学療法と併用しステロイドが使用されるが，多くの場合レジメンに投与日数，投与量は規定されているため，混同しないよう注意が必要である．

また，免疫抑制療法としてのステロイド療法は長期間投与が必要となる場合が多く，副作用の面から患者の**コンプライアンス**が問題となることがしばしばある．

＜観察のポイント＞

投与量のわずかな変化が病変に大きく影響するため，内服の間違いがないよう注意する．多くの症例で**血糖値が高くなる**ため，投与初期には血糖値測定が望ましい．

2) 副腎皮質ステロイド：大量

メチルプレドニゾロン（mPSL）（ソル・メドロール®）大量投与は，mPSL 1,000 mg を 3 日間，その後 500 mg，250 mg と順次減量し 125 mg まで減量してから中等量 PSL へ移行する．薬剤性間質性肺炎，急性前骨髄性白血病治療におけるレチノイン酸（ベサノイド®）投与後の副作用である**レチノイン酸症候群**を発症した際に使用する．主に呼吸不全

が進行し，急速に患者の全身状態が悪くなった際に投与を考慮する．残念ながら効果に対するはっきりしたエビデンスは存在しないものの，患者の状態がきわめて不良であるため使用する頻度が高い治療である．

＜観察のポイント＞

大量のステロイド投与が行われる多くの症例が生命の危機に瀕していると考えられるため，原因疾患に対する高度な知識と容体の変化を注意深く観察する力が必要である．

3）アルキル化薬，代謝拮抗薬

免疫抑制療法の第一選択肢はステロイドであるが，無効な場合にシクロホスファミドを使用する場合がある．しかし，現在，自己免疫疾患に伴う血液疾患の発症機序が解明されつつあり，アルキル化薬，代謝拮抗薬の使用頻度は少ない．

＜観察のポイント＞

抗がん薬として化学療法でも使用するため，骨髄抑制による血球の減少に注意する．

4）シクロスポリン，タクロリムス

シクロスポリン，タクロリムスは同種造血幹細胞移植における GVHD 予防のために使用される．移植以外では再生不良性貧血や赤芽球癆に対してシクロスポリンが投与される．

＜観察のポイント＞

両薬剤共通で腎障害が問題となる．神経障害，高血圧，脂質異常症，高カリウム血症，耐糖能障害の出現もあるため，血中濃度のモニタリングを慎重に行う薬剤である．また，多毛，振戦，歯肉増殖といった特有の副作用もある．タクロリムスはシクロスポリンよりも神経毒性が強い．

5）抗リンパ球グロブリン，抗胸腺細胞グロブリン

中等症以上の再生不良性貧血に対する免疫抑制療法および同種造血幹細胞移植における GVHD 予防のため移植前処置（p.72 参照）として使用される．馬またはウサギにヒト胸腺細胞を注射し免疫された動物の血清グロブリンを抽出精製した薬剤である．T リンパ球を特異的に傷害するため，免疫抑制効果は高い．

＜観察のポイント＞

異種動物のタンパク質を患者体内に投与することから，発熱，悪寒，戦慄，関節痛といった副作用を認める場合がほとんどであり，投与中のバイタルサインの確認に注意を要する．また，急変時の対処方法をあらかじめ十分に準備しておくべき薬剤である．

6）静注用免疫グロブリン製剤大量療法

ITP 症例の観血的な治療を必要とする際（摘脾などの外科手術，出産など）に使用する．大量の免疫グロブリンを投与し網内系の働きを抑制し，血小板を一時的に増加させるとされている．製剤の製造方法の違いにより副作用の発現の仕方が異なる．

＜観察のポイント＞

投与後に発症する急性のアレルギー反応に注意する．

C 免疫抑制療法の副作用とその対応

免疫抑制療法は疾患の原因をコントロールすることが可能であるため，劇的に奏功するが，反面，免疫力が低下することによる**易感染性**が問題となる．また，高頻度に使用される副腎皮質ステロイドは長期投与による特有の副作用の発現に注意する必要がある．

4 輸 血

A 輸血と血液製剤

輸血とは

輸血とは病気，外傷，手術などで失われた血液成分を補うために他人（あるいは保存しておいた自己）の血液を輸注することである．他人の生きた細胞を輸注するという意味では**移植（同種移植）**と同様である．輸血療法は血液疾患の診療に欠かすことのできない重要な治療手段である．

1）輸血療法の進歩

輸血というと多くの人は，他人から採血した血液をそのまま点滴で輸注する（**全血輸血**）というイメージをもっている．しかしながら外傷・外科手術時の出血に対する補充療法として全血輸血の形で始まった輸血は，貧血の是正のための**赤血球輸血**，血小板減少症の治療としての**血小板輸血**，さらにアルブミン，血液凝固因子の補充のための**血漿分画製剤**の使用にみられるように**成分輸血**を中心とした輸血に進歩してきた．現在では全血輸血が行われることはごく限られた場合のみとなっている．

2）輸血のもつ危険性

一方，輸血療法の進歩に伴って，輸血のもつ危険性についても多くの認識がなされるようになった．ヒト免疫不全ウイルス（HIV），B型肝炎ウイルス（HBV），C型肝炎ウイルス（HCV），ヒトT細胞白血病ウイルス（HTLV）などの輸血によるウイルス感染，鉄過剰症，同種免疫抗体の発現，輸血関連肺障害，致死的輸血合併症としての輸血後移植片対宿主病などである．したがって，**輸血の適応**を厳密に守ることが必要である．また，起こりうる副作用については，患者あるいは家族に十分説明し，同意を得ることが必要である．

血液製剤

血液は成分により体内分布や寿命が異なるので，成分ごとに必要なもののみを補う**成分輸血療法**には以下の利点がある．

①余分な成分による副作用や合併症をできるだけ防ぎ，循環系への負担を最小限にする．

②限られた資源である血液を有効利用する．

現在使用されている血液製剤を**表Ⅱ-3-4**にまとめた．

表Ⅱ-3-4　輸血用血液製剤

		製剤名（一般名）	略号	有効期間	貯法	適応
成分製剤	赤血球製剤	赤血球濃厚液「日赤」（人赤血球濃厚液）	RCC	採血後21日間	2〜6℃	貧血
		洗浄赤血球「日赤」（洗浄人赤血球浮遊液）	WRC	製造後24時間	2〜6℃	反復するアレルギー反応. PNH
		照射赤血球濃厚液「日赤」（人赤血球濃厚液）	Ir-RCC	採血後21日間	2〜6℃	輸血後GVHDの可能性が高い場合
		照射洗浄赤血球「日赤」（洗浄人赤血球濃厚液）	Ir−WRC	製造後24時間	2〜6℃	
	血漿製剤	新鮮凍結血漿「日赤」（新鮮凍結人血漿）	FFP	採血後1年間	−20℃以下	肝障害, DICなどによる複合性の凝固障害
	血小板製剤	濃厚血小板「日赤」（人血小板濃厚液）	PC	採血後96時間	20〜24℃で振盪保存	血液悪性腫瘍や化学療法, 再生不良性貧血にともなう血小板減少
		濃厚血小板HLA「日赤」（人血小板濃厚液）	PC-HLA	採血後96時間	20〜24℃で振盪保存	同種血小板輸血にアレルギー反応を起こす患者
		照射濃厚血小板「日赤」（人血小板濃厚液）	Ir-PC	採血後96時間	20〜24℃で振盪保存	輸血後GVHDの可能性が高い場合
		照射濃厚血小版HLA「日赤」（人血小板濃厚液）	Ir-PC-HLA	採血後96時間	20〜24℃で振盪保存	
全血製剤		人全血液-LR「日赤」（人全血液）	WB	採決後21日間	2〜6℃	新生児の交換輸血. 心臓手術
		照射人全血液-LR「日赤」（人全血液）	Ir-WB	採決後21日間	2〜6℃	輸血後GVHDの可能性が高い場合

PNH：発作性夜間ヘモグロビン尿症, GVHD：移植片対宿主病, DIC：播種性血管内凝固症候群.

1）赤血球製剤

赤血球製剤でもっともよく利用されているのは**赤血球濃厚液**（RCC）（**図Ⅱ-3-2a**）で, 平均的体格の成人では本剤1単位でHb（ヘモグロビン）が約0.5〜0.7 g/dL, Ht（ヘマトクリット）が約1.5％増加することが期待される. 洗浄赤血球製剤は滅菌生理食塩液で1回以上洗浄した製剤である.

2）血漿製剤

血漿製剤は全血献血または成分献血より遠心により採取された血漿を急速に凍結したものである（**図Ⅱ-3-2b**）. **新鮮凍結血漿**（FFP）には全凝固因子, アルブミン, 免疫グロブリンなどの正常ヒト血漿中に存在するすべての成分が含まれている.

3）血小板製剤

濃厚血小板製剤（PC）には1単位あたり$2×10^{10}$個以上の血小板が含まれている（**図Ⅱ-3-2c**）.

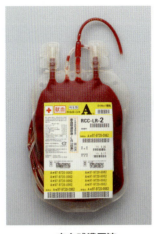 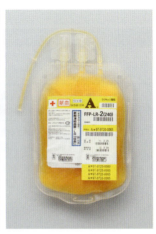 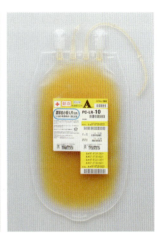

a. 赤血球濃厚液　　　　　b. 新鮮凍結血漿　　　　　c. 濃厚血小板製剤

図Ⅱ-3-2　血液製剤

B 輸血の適応と実際

輸血の適応

　以前は輸血が濫用される傾向があったが，アルブミン製剤の過剰投与や薬害エイズ事件を契機として，血液製剤の使用適正化が図られている．個々の製剤は適応に則って使用されなければならない．

1）赤血球製剤

　慢性貧血に対する輸血は**濃厚赤血球製剤**を輸血する．Hb（ヘモグロビン）が 7 g/dL 以下の症例で輸血の適応となる．しかし一般に，鉄欠乏性貧血，悪性貧血，自己免疫性溶血性貧血などでは高度の貧血でも輸血の必要はなく，薬物療法によりすみやかな改善が期待できる．したがって，多くの場合輸血の適応となるのは再生不良性貧血と骨髄異形成症候群である．もちろん急性失血の場合は必要に応じて適応となる．

2）血小板製剤

　血小板輸血の適応は，血液悪性腫瘍，化学療法，再生不良性貧血に伴う血小板減少などである．出血傾向がない場合は 20,000/μL 以下を原則とする．ただし，DIC（播種性血管内凝固症候群）を合併している場合や出血傾向が明らかな場合には 50,000/mL を保つほうがよい．

3）血漿製剤

　新鮮凍結血漿の適応は，肝障害，DIC などによる複合性の凝固障害に限られる．

インフォームド・コンセント

　インフォームド・コンセントとは，医師による十分な説明とそれを理解した上での患者の同意という意味である．1997 年 4 月より健康保険上の輸血料を請求する前提として，文

書でのインフォームド・コンセントが必須となった.

　輸血におけるインフォームド・コンセントの具体的内容は，①輸血の必要性と目的，②輸血の効果と危険性，③代替療法の有無と効力，④輸血しない場合の危険，の4項目に要約される.

適合血の選択

1）赤血球の型：ABO 式血液型と Rh 因子

　赤血球の型にはさまざまな種類があるが，代表的なものは **ABO 式血液型**と **Rh 因子**である．ABO 式血液型は赤血球膜上の糖鎖抗原であり，Rh 因子は血球膜上のタンパク抗原である．**不適合輸血**を防ぐために，受血者の ABO 式血液型，Rh 因子の血液型検査を行う.

　ABO 式血液型の検査には，以下の2つがある.

　①患者血球の抗原を調べる**表試験**

　②患者血清中の抗 A 抗体，抗 B 抗体の存在を調べる**裏試験**

　これらの検査によって血液型を正確に決定する．輸血は ABO 式血液型の同型の血液を用いる．Rh 陰性者には Rh 陰性の同型血を輸血しなければならない．血液型不適合輸血による死亡例の70％以上は ABO 不適合で，そのほとんどは人為的ミスによるとされている.

　赤血球型を一致させても溶血性輸血反応が起こることがある．これは A，B 抗原以外の赤血球抗原に対する抗体（**不規則抗体**）によるものである．したがって，さらに血清中の赤血球に対する抗体の有無を検査する.

2）交差適合試験

　交差適合試験（クロスマッチ）は実際の輸血前（全血輸血，赤血球輸血，血小板輸血）に行う検査である．交差適合試験は以下の2種類に分けられる.

　①患者血清と供血者血球の反応をみる**主試験**

　②患者血球と供血者血清の反応をみる**副試験**

　不適合輸血を防ぐためには ABO 式血液型の不適合を検出し，37℃で反応する抗体を検出しうる適正な方法で交差適合試験を行う．ただし，日本赤十字血液センターから供給される血液は不規則抗体の有無が確認されているので，副試験は省略できる.

　また，患者取り違え，ラベルの貼り間違えをチェックするためには，血液型検査と同一の検体を用いないことが望ましい．主試験が凝集する血液の輸血は禁忌である．ただし，輸血が緊急を要する場合には患者の ABO 式血液型，Rh 型，不規則抗体陰性が確認されていれば，供血者血液の ABO 式血液型確認のみで輸血を開始できる．血漿製剤では ABO 式血液型が合致していれば交差試験は不要である.

C　輸血の実際

輸血の管理

　輸血マニュアルを作成し，それに基づき準備から投与までの一連の行動を確実に行う.

　①血液型の結果はカルテのトップにファイルする.

②病棟では各シフトごと，リーダー看護師は保管中の血液製剤と伝票と実物をチェックし，次のリーダーに申し送る.

③血液製剤を病棟で保管している時間を最小限にする.

血液製剤の保管

①血液製剤の種類にあった保管をする.
- 冷凍（−20℃以下）：FFP（新鮮凍結血漿）
- 冷蔵（2〜6℃）：保存血，赤血球濃厚液，洗浄赤血球.
- 常温：PC（濃厚血小板）（使用まで3時間以上あるときは振盪(しんとう)保存）.

②同一患者の血液製剤は種類ごとにひとまとめにする.

③ネームタグは最後のパックが終了するまではずさず，患者氏名を確認できるようにする.

④保管場所の整理整頓を行う.

輸血の準備から投与終了まで

一連の行動を確実に行い，ミスを予防するため，各施設で作成された輸血投与マニュアルに基づき行動する.

D 輸血の副作用・合併症とその対策

輸血の副作用や合併症には，①免疫学的機序によるもの，②感染性のもの，③その他の機序によるものがあり，さらにそれぞれ発症の時期により，①即時型（急性型），②遅発型に分けられる. これらの副作用や合併症の発生の有無について，輸血開始時・輸血中ばかりでなく，輸血終了後も必要な検査を含めて経過を観察していくことが望ましい.

これらの副作用や合併症を認めた場合には，遅滞なく輸血部門あるいは輸血療法委員会に報告し，その原因を明らかにするように努める. また類似の事態の再発を予防する対策を講じる. とくに人為的過誤（患者の取り違え，転記ミス，検査ミス，検体採取ミスなど）による場合は，その発生原因と講じられた予防対策とを記録に残しておく.

1）急性型副作用

輸血開始後数分ないし数時間以内に発症してくる急性型（あるいは即時型）の重篤な副作用としては，型不適合による血管内溶血，アナフィラキシー・ショック，細菌汚染血輸血によるエンドトキシン・ショック（菌血症），DIC，循環不全などがある.

①溶血反応

輸血中あるは輸血後に起こる赤血球の溶血を伴う反応. 溶血を起こす赤血球は患者のものあるいは輸注したものいずれでもよいが，通常は後者である. もっとも頻度の高い原因は不適合輸血である. 血液型判定や適合試験の誤りによるものよりは，人為的な誤り（ラベルの間違い，検体・製剤の取り違えなど）によることが多い.

溶血反応が起こると，患者は不快感，不安感を訴える. 無症状のこともある. 呼吸困難，

胸部圧迫感，頭痛，顔面紅潮，腹部・腰部の痛みなどの症状を認めることもある．重症の場合は，ショック徴候を認める．これらの反応は通常1時間以内に現れる．

②発熱反応

悪寒，少なくとも1℃以上の体温の上昇，ときに頭痛，背部痛がある．チアノーゼやショックに進行することはまれである．全輸血の0.5%に発症すると言われる．白血球の混入による反応である．

③アレルギー反応

供血者の血液中の未知の成分に対する過敏反応はまれではない．全輸血の2%に発症すると言われている．輸血直後の蕁麻疹，浮腫，ときとしてめまい，頭痛を伴う．まれにアナフィラキシーが起こることもある．抗ヒスタミン薬，コルチコステロイドの投与により予防，治療できる．

④循環血液量過多

貧血を伴う心疾患では，心臓の予備能が不十分で，輸血によりうっ血性心不全を引き起こす可能性がある．輸血はただちに中止し心不全の治療を開始する．

2）遅発性副作用

輸血後数日経過してみられる血管外溶血や輸血後紫斑病などがある．

3）輸血関連肺障害（TRALI）

輸血後4時間以内に発症し，発熱，呼吸困難，喀痰を伴わない咳，低血圧，低酸素血症などの症状をきたす．製剤中の抗白血球抗体により肺血管床で白血球が凝集し，肺毛細血管内皮障害が起こることが原因と考えられる．呼吸管理（酸素療法，呼吸終末陽圧呼吸療法）と薬物治療（副腎皮質ステロイドと昇圧薬）を行う．

4）輸血後移植片対宿主病（GVHD）

通常の移植片対宿主病（GVHD）は造血幹細胞移植でドナー由来のリンパ球の移植により引き起こされる．しかし，免疫抑制状態の受血者においては輸血中の生存能力のある少数のリンパ球でもGVHDを引き起こしうる．輸血後7〜14日頃に発熱，紅斑，下痢，肝機能障害，汎血球減少症を伴って発症する．

効果的な予防は，そのような患者に輸血される予定のあらゆる血液製剤に放射線照射することである．15〜30 Gyの照射量でリンパ球以外の血液成分を損傷することなく，臨床上有効である．

5）輸血後感染症

1940年代には輸血により梅毒が感染することが問題となり，1970年代以前には輸血後肝炎の発生率は20%近くまであり，1980年代には米国の売血者由来の第VIII因子製剤を注射されていた血友病患者の1/3が，そのころ出現したHIVに感染した．

このように輸血により感染症はいつの時代も問題となってきており，これからも新たな感染症が問題とならないとはいえない．肝炎，AIDS（後天性免疫不全症候群），CMV（サイトメガロウイルス），HTLV-1，ウェストナイルウイルス，バベシア，マラリア，トリパノゾーマ，プリオン，梅毒などが感染しうる．

①輸血後肝炎

本症は早ければ輸血後2～3週間以内に発症するが，肝炎の臨床症状あるいは肝機能の異常所見を把握できなくても，肝炎ウイルスに感染している場合がある．とくに供血者がウィンドウ期にあることによる感染が問題となる．このような感染の有無をみるためには，輸血後最低3ヵ月，できれば6ヵ月程度，定期的に肝機能検査と肝炎ウイルス関連マーカーの検査を行う必要がある．

②ヒト免疫不全ウイルス感染

後天性免疫不全症候群（AIDS）の起因ウイルスであるヒト免疫不全ウイルス（HIV）感染では，感染後2～8週で一部の感染者では抗体の出現に先んじて一過性の感冒様症状が現れることがあるが，多くは無症状に経過して，以後年余にわたって無症候性に経過する．とくに供血者が**ウィンドウ期**（感染していても抗体産生がなく検査で検出できない期間）にある場合の感染が問題となる．感染の有無を確認するためには，輸血後2～4ヵ月以降に抗体検査などを行う必要がある．

6）鉄過剰症

健康成人の鉄の1日必要量と排泄量はそれぞれ1 mgである．一方，赤血球製剤1 mL中には0.5～1 mgの鉄が含まれているので，1単位の赤血球製剤では100～200 mgの鉄が負荷されることになる．このため，赤血球製剤の頻回な輸血は鉄過剰症を引き起こす．鉄は皮膚，膵臓，肝臓，心筋などに沈着する．定期的にフェリチン値を測定し，必要に応じて経口鉄キレート薬を投与する．

7）看護のポイント

- 輸血事故の原因としては取り違えなどの単純な人為的ミスが多く，過誤の約半数は，時間外・緊急時に発生しているという調査結果もある．そのため投与に際しては，十分な注意が必要である．
- 輸血開始後5分間は患者の側にいて即時型副作用の有無を観察する．異常が発見された場合には，すみやかに対応できる体制を整えておく．
- 輸血開始15分後にも再度患者を観察し，即時型副作用のないことを確認する．その後も終了するまで患者の状態を観察することが大切である．

5 | 放射線療法

A 放射線療法とは

放射線療法は腫瘍のDNAに障害を与えて増殖を抑制することを目的とする．がん治療における放射線療法の目的は治癒を目指す**治療目的の照射**と**姑息的放射線療法**に分けられる．血液疾患では，腫瘤性病変をつくる悪性リンパ腫，形質細胞腫（多発性骨髄腫）および中枢神経に血液悪性疾患が浸潤した場合に適応となるが，多くの場合，化学療法と併用して行われる．

表Ⅱ-3-5 放射線療法の副作用と発現時期

発症時期	副作用
照射当日	食思不振，悪心・嘔吐，全身倦怠感
2日～3ヵ月	皮膚炎，口内炎，食道炎，下痢，脱毛，白血球減少
3ヵ月～	消化管潰瘍，消化管狭窄，皮膚潰瘍，骨壊死，間質性肺炎，肺線維症，脊髄症，脳症，白内障
2年～	血液悪性疾患
5年～	固形がん

B 放射線療法の実際

1）治療としての放射線療法

　脳脊髄関門のため化学療法が効果的に到達しない中枢神経に浸潤した悪性リンパ腫や白血病では，化学療法薬の静脈投与が十分な効果を上げられない．このような場合，生理的なバリアがない放射線療法は有効である．また，直径 10 cm を超える巨大腫瘤を形成した悪性リンパ腫では，中心部まで化学療法薬が浸透しにくいことから，放射線照射を併用することが多い．その他，造血幹細胞移植の前処置としての全身放射線照射も行われる．

2）姑息的放射線療法

　局所に存在する腫瘍による苦痛や症状をとるために放射線療法を行うことがある．たとえば脊椎を圧迫する腫瘍が存在する悪性リンパ腫や形質細胞腫（多発性骨髄腫）では，急速に麻痺が進行するため，化学療法による効果よりも放射線照射による治療効果のほうがすみやかに得られる．全身投与の化学療法よりも局所の放射線照射では副作用が少ないことも期待できる．

C 放射線療法の副作用とその対策

　放射線療法の副作用は，治療中から終了後3ヵ月以内にみられる早期反応と，治療終了後3ヵ月以降に発症する晩期反応に大きく分かれる（**表Ⅱ-3-5**）．

1）早期反応

　中枢神経への放射線照射では，早期反応としては食思不振，悪心・嘔吐，全身倦怠感など，放射線宿酔（放射線治療による船酔い）が代表的である．これらの症状にはセロトニン受容体の拮抗薬であるグラニセトロン（カイトリル®）やデカドロンの投与が行われる．

　局所的な早期反応は放射線感受性の高い組織（口腔粘膜，消化管粘膜，皮膚，骨髄）が照射範囲に含まれる場合にみられる．皮膚炎，口内炎，食道炎，下痢，脱毛，白内障，白血球減少がみられる．口内炎は重篤なものでは激しい疼痛のために，麻薬系鎮痛薬が必要となることがある．疼痛による食事摂取量の低下にもつながり，疼痛緩和は積極的に行う

べきである.

2）晩期反応

晩期反応は急性反応に関与している細胞よりも分裂増殖の速度が遅いために症状の発現も遅延する．肺野に照射されると**放射線性肺炎**として**間質性肺炎**を発症する．その他，筋，筋膜，皮膚の硬化など，組織の線維化を発症する．晩期症状は一度発症すると症状の改善が困難であることが多い．したがって，なるべく局所の放射線照射では正常組織に放射線が当たらないように計画される．

さらに，放射線照射の重大な副作用として**二次発がん**があげられる．血液悪性疾患の発症は照射 2〜3 年後から出現し，6〜7 年で発症のピークを迎える．その他の固形がんの発症に関しては，照射 5 年以降の発症が多く，平均値は治療から 14 年経過しての発症であった．

3）看護のポイント

● 放射線宿酔が出現した場合には制吐薬をタイミングよく使用し，栄養士と連携して食べやすい食事に変更することも必要である．

● 皮膚炎や口内炎を予防するため，清潔を保ち，乾燥を予防し，摩擦などの刺激を避けるよう指導する．

6 造血幹細胞移植

A 造血幹細胞移植とは

造血幹細胞移植は造血幹細胞のもつ多分化能と自己複製能を利用して，血液細胞を再構築する治療法であり，難治性白血病などの血液悪性疾患に対する根治療法として積極的に行われている．近年前処置強度を緩和した骨髄非破壊的前処置の開発により，移植対象症例の年齢は著しく上がっている．

同種移植と自家移植

ヒトからヒト，マウスからマウスというように同じ「種」の間で行われる移植を**同種移植**といい，異なる場合は異種移植という．現在，異種造血幹細胞移植は行われていない．同種移植に対し，自身の細胞を移植する場合を**自家移植**という．自家移植については後述する．

HLA 型

同種移植では，移植を受ける患者（レシピエント）に対し，提供する人（ドナー）が必要であるが，造血幹細胞移植においては HLA 型という課題がある．白血球には**ヒト白血球抗原（HLA）型**といわれる型があり，その組み合わせは数万通りも存在する．この HLA 型が一致しているほど，造血幹細胞移植後の合併症である GVHD（移植片対宿主病，p.73

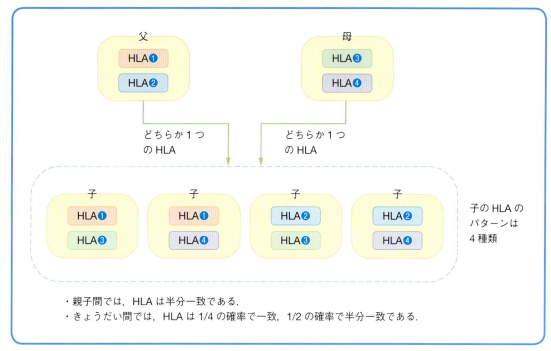

図Ⅱ-3-3　HLAの遺伝

参照）が少なく，不一致の場合には多くなる．また，レシピエントの体内でドナー血球が増えない生着不全率もHLA不一致だと高くなる．

HLA一致の難しさ

　HLAは血液型同様，両親の染色体から遺伝し，父と母の半分ずつを受け継ぐ（図Ⅱ-3-3）．そのため，子と父・母のHLAは半分しか一致せず，兄弟姉妹間で一致する確率は4分の1である．血がつながっていない非血縁者（他人）との一致率は30万分の1ほどとされており，きわめて低い．

B　造血幹細胞移植の種類

造血幹細胞の種類による分類

　移植する造血細胞の種類から，骨髄移植，末梢血幹細胞移植，臍帯血移植に分類される．それぞれ，利点と欠点がある（表Ⅱ-3-6）．

1）骨髄移植

　骨髄は腸骨から採取する．ドナーは手術室において全身麻酔下で約1,000 mL前後の骨髄液を採取される．混入するGVHDの原因となるドナーTリンパ球が少ないため，GVHDのリスクが少ない．一方で，ドナーは完全に健康な生活を送っていることから，ドナーの

表Ⅱ-3-6　移植する細胞の種類による利点と欠点

移植の種類	利点	欠点
骨髄移植	（HLA一致の場合）GVHDの発症率が低い	手術室で全身麻酔下に骨髄を採取するためドナーへの負担が大きい
末梢血幹細胞移植	GVL効果*が高い ドナーが全身麻酔を必要としない	急性・慢性GVHDの発症率が高い 健常人であるドナーにG-CSFを使用する
臍帯血移値	ドナーへの負担がない HLA不適合でも移植可能 移植日は患者の都合で決まる	生着まで時間がかかる 生着不全率が高い 感染症に弱い

*GVL効果：移植片対白血病効果．白血病やリンパ腫への治療効果のこと．

健康被害があってはならない．このため，術前・術後の管理は慎重に行う．

2）末梢血幹細胞移植

ドナーにG-CSF（顆粒球コロニー刺激因子，p.81参照）製剤を投与し，末梢血中の白血球数が増加したところで白血球を採取する．このときに，普段は骨髄に存在し，末梢血には存在しない幹細胞が豊富に含まれており，末梢血幹細胞移植が実現する．自家移植では問題とならないが，GVHDの原因となるドナーTリンパ球の数が骨髄移植の100倍と多いため，同種末梢血幹細胞移植はGVHDのリスクが高い．

3）臍帯血移植

胎児の血液中には造血幹細胞が大量に存在している．胎児と母体をつなぐ胎盤に存在する胎児血液を回収して，移植時まで液体窒素タンクで保存しておく．臍帯血移植のもっとも大きな利点はドナーの負担がないことにある．調整期間がないため治療が必要なタイミングで移植できるのも利点であり，きわめて迅速な手配をすれば，申請から移植まで1週間程度で行うこともできる．また，HLAがある程度不一致であっても移植が可能である点も利点である．

欠点は，幹細胞数が少ないことであり，とくに成人への移植では十分な細胞数が得られないことから，生着不全のリスクが高いことがあげられる．また，患者血中に患者本人がもたない臍帯血のHLA型に対する抗体（抗HLA抗体）が存在する場合には，さらに生着不全のリスクが高くなることから，臍帯血移植自体が難しくなることもしばしばある．

血縁者間移植と非血縁者間移植

骨髄移植と末梢血幹細胞移植は，ドナーとレシピエントとの関係から，血縁者間と非血縁者間に分けられる．

自家移植

悪性リンパ腫，多発性骨髄腫では，腫瘍の駆逐のために大量の抗がん薬投与を必要とすることがある．この場合，抗がん薬治療により廃絶した骨髄機能の回復のため，大量抗がん薬治療の前に自己の末梢血幹細胞を採取しておき，治療後に戻すことで骨髄機能を回復

表Ⅱ-3-7 同種移植と自家移植の比較

項目	同種移植	自家移植
移植後合併症	高頻度 (抗がん薬による臓器障害，感染症など，同種免疫反応による合併症が大きな問題)	低頻度 (自身の幹細胞なので免疫反応は起きないが，強力な化学療法の副作用が問題)
再発率	低い (同種免疫反応によるため)	高い (免疫力による抗腫瘍効果がないため)

することができる．大量抗がん薬治療に耐えうる年齢までが対象症例となり，一般的に65歳までとされている．また，末梢血幹細胞を採取するタイミングは，化学療法施行後の骨髄抑制期から回復してくる最中がもっとも多くの造血幹細胞が採取可能である．高齢の女性や，前治療歴によっては造血幹細胞が末梢血中になく自家移植を断念せざるをえない症例もある．

自家移植の欠点として，**移植片対白血病効果（GVL 効果）**がないことがあげられる．同種移植では，ドナーの免疫担当細胞が白血病やリンパ腫を攻撃する GVL 効果も期待されるが，自家移植にはそれがない．また，採取した移植片に腫瘍細胞が混入する可能性があり，この混入した腫瘍細胞が移植後の再発の原因となる可能性がある．同種移植と自家移植の比較を**表Ⅱ-3-7**に示した．

HLA 不一致血縁者間移植

血縁者間のわずかな HLA の不一致は，非血縁者間の HLA 一致ドナーからの移植と大きな成績の差がないことが知られている．HLA が半分一致の血縁者からの移植を**ハプロ移植**といい，HLA 一致の血縁者がおらず，急を要する際に選択肢として検討される（p.69，**図Ⅱ-3-3**）．

C 移植方法・ドナー選択の流れ

移植にあたっては，まず，自家移植か，同種移植か，の選択がある．上記のとおり，自家移植には適応や，欠点もあり，自家移植可能か検討が必要である．同種移植では，まず，血縁者に HLA 一致のドナーがいるかを調べることになる．

HLA 一致の血縁者が見出せない場合は，①骨髄バンクに登録しドナー検索を開始，②臍帯血バンクから臍帯血を検索，③HLA 不一致の血縁者間移植を考慮，の3つの選択肢を考慮する．それぞれ一長一短があり，患者のおかれた状況を考慮し，適切なドナー選択を行う．海外バンクからのドナー提供も可能であり，費用は高額であるが，①〜③でドナーが検出されない場合に考慮される．

1）骨髄バンク

骨髄バンクはドナー募集，患者登録，コーディネートなどを財団法人日本骨髄バンクが

担当し，2017年10月現在で48万人のドナーが登録されており，全国で月間100症例以上の骨髄バンクドナーからの移植が行われている．また，ドナーの末梢血幹細胞の提供も開始されている．ドナー登録数は増加傾向にあるが，ドナーの高齢化も問題となっている．

骨髄バンクドナーからの移植では，登録から移植まで120日程度の調整期間を必要とするため，移植適応症例では発症からすみやかにHLA検査を行い，適格となる血縁ドナーがいないことを確認し，骨髄バンクに登録する必要がある．

骨髄バンクにHLA一致ドナーが存在するかどうかはインターネット上で検索することが可能である（https://www.jmdp.or.jp）．

2）臍帯血バンク

臍帯血バンクに保管されている臍帯血情報がインターネット上で公開されている（https://www.j-cord.gr.jp）．総細胞数，CD34陽性細胞数，HLA情報などから，適切な臍帯血を選択しバンクに申し込むと，宅配便で移植施設まで搬送される．

D　前処置

前処置とは

前処置は移植前に行う抗がん薬投与や放射線照射を駆使した治療である．同種移植における前処置は，①腫瘍を根絶するために**抗腫瘍効果**と，②患者自身のリンパ球の働きを抑制し，ドナー血球が拒絶されるのを防ぐ目的（**免疫抑制効果**）で使用される．

患者は前処置により白血球数がほぼ0になること，および免疫抑制薬の使用のため，造血幹細胞移植治療はクリーンルームを備えた専門病棟で行われる．このため，移植専門病棟は乳児から高齢者にいたるまで使用し，幅広い看護知識と経験が必要になる．

前処置の方法

1）代表的な骨髄破壊的前処置

前処置のうち，抗腫瘍効果と免疫抑制効果の両方を目的とした前処置は**骨髄破壊的前処置**とよばれる．骨髄破壊的前処置では**エンドキサン＋放射線照射12 Gy**あるいは**ブスルファン＋エンドキサン**が基本となる．骨髄破壊的前処置は強力であり，55歳までの症例で全身状態が良好な症例にのみ適応となる．

2）骨髄非破壊的前処置（RIC）

前処置の目的のうち免疫抑制効果のみを目的とし，抗腫瘍効果については考慮しない骨髄非破壊的前処置が開発され，移植適応年齢は大きく上昇した．前処置に使用される代表的な薬剤がフルダラビンである．

前処置での注意点—急性毒性

抗がん薬や放射線照射の**急性毒性**として，嘔吐や下痢などの消化管粘膜症状が出現し，大量の体液と電解質の喪失が起こる．このため，前処置中は大量の輸液が必要となる．大量の輸液は，もともと腎機能や心機能が低下している患者では腎不全，心不全をまねくこ

とが容易に想像され，尿量，体重，浮腫の有無，中心静脈圧などのバイタルサインの測定が必須になる．

使用頻度の高いエンドキサンは代謝産物が腎臓から排泄され膀胱内に貯留することにより，出血性膀胱炎を発症するため，排尿を定期間隔で促さなくてはならない．

骨髄非破壊的前処置で高頻度に使用されるフルダラビンは，悪心，嘔吐などの抗がん薬特有の副作用は少なく，患者の訴えが少ない．

前処置における患者への注意点

前処置開始により，患者は急激な体調の悪化と変化で精神的に不安定になる．とくに，昼夜を問わず悪心，下痢などの症状が続き，夜間であっても，頻繁に看護師が病室を訪れるなどで，不眠を訴えることが多い．身体的な苦痛を緩和するとともに，積極的に精神科に関与してもらい，主治医，看護師と連携して患者の精神状態を把握し，改善するよう努めることが重要である．

白血病症例の多くは，これまでに強度の高い化学療法を経験しているが，再生不良性貧血や高齢者の骨髄異形成症候群などでは，最初の化学療法が移植前処置である症例もある．この場合に，移植治療を受ける患者の緊張は高度であり，入室前にオリエンテーションを十分に行う．経験談が聞ける患者の会などの活用も有効である．

E 造血幹細胞の移植

造血幹細胞（骨髄）の移植は，輸血と同じように点滴で末梢静脈から投与する（幹細胞輸注）．ドナーとレシピエントで血液型が不一致である場合，ドナーの血漿除去，単核球分離などの処理が行われる．血液型が一致している場合，採取された骨髄液は処理せずに輸注する．骨髄液中には採取時に使用する多量のヘパリンが含まれているため，骨髄液中のヘパリン量を確認し，必要時，APTT（活性化部分トロンボプラスチン時間）の測定を行う．APTTの延長があれば輸注を中断する．ヘパリン拮抗薬のプロタミンを点滴静注する場合には，プロタミンによるショックや血栓症に注意が必要である．骨髄液の輸注中はバイタルサイン，イン・アウトバランスなどを確認し，血圧上昇，徐脈，低酸素血症などが認められた場合は，輸注をいったん停止するか，輸注速度を遅くする．臍帯血移植など凍結した移植片を解凍・輸注する場合は，凍結障害保護液が体内に注入されることによるアナフィラキシーなどの副作用にも注意が必要である．

F GVHD（移植片対宿主病）

GVHD（移植片対宿主病）とは

GVHD（移植片対宿主病）は同種造血幹細胞移植におけるもっとも重大な合併症であり，特有の問題点である．移植されたドナー由来のリンパ球および造血幹細胞から分化したドナー由来のリンパ球が宿主を異物とみなして免疫反応を起こす．通常の臓器移植で

は，宿主のリンパ球がドナーから摘出され移植された臓器を異物とみなして攻撃する"拒絶反応"が問題であるが，造血幹細胞移植においては，拒絶反応はドナー血球が生着するまで重大な問題であるが，生着したのちは，拒絶とは逆のドナーからの免疫反応が問題となる．

　ただし，GVHDは患者の正常な臓器を攻撃するために問題となるが，悪性疾患の治癒を目指した同種移植であれば，ドナーからの免疫反応による **GVL 効果**（p.71 参照）により，移植後再発率の低下をもたらすことが知られている．

GVHD の発症時期による分類

　GVHD には，移植後100日以内に起きる **急性 GVHD** と，100日以降に起きる **慢性 GVHD** に分類される．急性 GVHD は移植された細胞に混入されるドナー T リンパ球による反応であり，慢性 GVHD はドナー造血幹細胞が患者体内でリンパ球に分化し，リンパ球の成熟の過程でいくつものエラーが起きて発症するとされる．

急性 GVHD の特徴と治療

1）急性 GVHD の 3 徴候：皮疹，下痢，黄疸

　急性 GVHD は皮疹，下痢，黄疸を3徴候とする．

①皮　疹

　典型的な **皮疹** は紅斑であり，細胞浸潤を示唆する膨隆疹であることが多い．膨隆疹でない場合も生検により GVHD と診断されることがある．移植後6日頃より出現する．多くはドナー血球が生着する14日前後に手，肘関節，前胸部，頸部，顔面に紅斑が始まり，全身に広がる．

②下　痢

　皮疹出現後に水様性の **下痢** が始まる．1日1〜2 L の下痢をしばしば経験する．きわめて大量の下痢が出現した場合，消化管粘膜の GVHD による影響は甚大であり，下痢量が減少するまでかなりの時間を要する．なお，前処置により多くの患者が多少なりとも下痢を伴っているため，GVHD の下痢であるかどうか鑑別が必要になる．

③黄　疸

　黄疸 は肝への GVHD によってビリルビンが上昇することで生じ，進行するに従い黄疸が強くなる．直接・間接ビリルビンともに上昇するのが特徴であり，多くの症例で皮膚，消化管の GVHD が先行することも鑑別するうえで重要になる．肝 GVHD は悪化により肝不全となり，致死的である重大な GVHD である．

2）急性 GVHD の重症度分類

　3徴候を重症度によりそれぞれステージ1〜4の4段階に分類し（**表Ⅱ-3-8**），3徴候のステージの組み合わせにより，急性 GVHD の重症度はグレード0〜Ⅳまでに分類される（**表Ⅱ-3-9**）．Ⅲ度以上の GVHD は重症 GVHD とされ，予後不良である．

3）急性 GVHD の治療

　GVHD は重篤なものは生命を脅かす重大な副反応であるが，悪性疾患の場合には，前述

表Ⅱ-3-8 急性 GVHD 臓器障害のステージ分類

stage[*1]	皮膚（皮疹；%）[*2]	肝（総ビリルビン；mg/dL）	消化管（下痢[*3]）
1	<25	2.0〜3.0	500〜1,000 mL，または持続する嘔気[*4]
2	25〜50	3.1〜6.0	1,001〜1,500 mL
3	>50	6.1〜15.0	>1,500 mL
4	全身紅皮症，水疱形成	>15.0	高度の腹痛・出血[*5]

[*1]：ビリルビン上昇，下痢，皮疹を引き起こす他の疾患が合併すると考えられる場合は stage を 1 つ落とす．合併症が複数存在する場合や急性 GVHD の関与が低いと考えられる場合は，stage を 2〜3 つ落としてもよい．
[*2]：熱傷における「9 の法則」を適応する．
[*3]：3 日間の平均下痢量．
[*4]：胃・十二指腸の組織学的証明が必要である．
[*5]：消化管 GVHD の stage 4 は，3 日間平均下痢量＞1,500 mL，かつ腹痛または出血（visible blood）を伴う場合を指す．腸閉塞の有無は問わない．
［高見昭良：同種造血幹細胞移植：GVHD, GVL 効果，血液専門医テキスト，第 2 版（日本血液学会編），p.145，南江堂，2015 より引用］

表Ⅱ-3-9 急性 GVHD の重症度分類

grade（重症度）	皮膚 stage	肝 stage	消化管 stage
0 度	0	0	0
Ⅰ度	1〜2	0	0
Ⅱ度	3	1	1
Ⅲ度	—	2〜3	2〜4
Ⅳ度	4	4	—

注 1：米国東海岸がん臨床試験グループ（ECOG）パフォーマンスステータス（PS）が 4 つの場合，臓器障害が stage 4 に達しなくともⅣ度とする．
注 2：各臓器障害の stage のうち，1 つでも満たしていればその grade を適用する．
注 3：「—」は障害の程度が何であれ，grade には関与しないことを示す．
［高見昭良：同種造血幹細胞移植：GVHD, GVL 効果，血液専門医テキスト，第 2 版（日本血液学会編），p.146，南江堂，2015 より引用］

の通り GVL 効果により GVHD 発症例では再発率が低いことが示されている．GVHD を抑えるには免疫抑制薬を大量に使用すればよいが，感染症や再発率の増加につながり，逆に再発を恐れて免疫抑制薬を減量して使用すると，GVHD に患者が苦しむことになる．GVHD と GVL 効果のバランスを免疫抑制薬でコントロールすることが重要になる．

　皮膚単独の急性 GVHD で，ステージ 3 程度であれば，皮膚に塗布する外用ステロイドだけで経過観察することもある．しかし，全身状態が急速に悪化するような皮疹では治療介入する．また，下痢または黄疸の出現は重症 GVHD への進行を示唆するため，ただちに治療介入する．

● 一次治療：1〜2 mg/kg のプレドニン®

- ●二次治療：ソル・メドロール大量（250〜1,000 mg/日），MMF（ミコフェノール酸モフェチル）1,000〜2,000 mg/日

などが，現在日本で行われている急性 GVHD に対する治療である．ちなみに，MMF は保険適用外使用となる．

大量の下痢により容易に脱水症にいたるため，体重，尿量，脈拍数，中心静脈圧の測定が重要な治療指針になる．重症 GVHD を発症する症例では多くの場合，口腔粘膜障害により内服も困難になっているが，止痢薬がすべて内服薬であることから内服しやすくする工夫も必要である．

慢性 GVHD の重症度と治療

1）慢性 GVHD の特徴

慢性 GVHD は移植されたドナー造血幹細胞から分化したリンパ球が，成熟の過程で何らかの問題が発生し，患者の正常な臓器を攻撃し始めることにより発症する．発症機序は自己免疫疾患に類似し，症状は膠原病に類似した症状を多くみる．

慢性 GVHD 発症の危険因子は，年齢，急性 GVHD，HLA 一致度，ドナー造血幹細胞の種類（臍帯血＜骨髄＜末梢血）である．

2）慢性 GVHD の症状

症状は多岐にわたる（表Ⅱ-3-10）．いずれも生命の危機にはいたらないと考えられる症状であるが，肺に発症する慢性 GVHD は致死的である．①限局型（limited type）：局在性の皮膚病変のみのもの，②全身型（extensive type）：全身に及ぶ皮膚病変や多臓器型のもの，の2つに重症度分類がなされる．

3）慢性 GVHD の治療

近年，移植成績は上昇し，同種造血幹細胞移植後に長期生存する患者は珍しくなくなっており，生活の質（QOL）を追求することも重要な課題である．慢性 GVHD は QOL を低下させる大きな原因となるため，確実な診断と治療が必要である．

限局型では経過観察とする場合が多いが，QOL の低下が認められる場合には少量のカルシニューリン阻害薬あるいはプレドニン®を使用する．全身型の場合，カルシニューリン阻害薬あるいはプレドニン®を使用し，効果不足の場合には併用する．

4）長期フォローアップ（LTFU）

慢性 GVHD や移植後長期経過した患者を定期的に評価する長期フォローアップ（LTFU）専門外来は，全身に発症する慢性 GVHD を一定の法則に基づいて診断することを目指した外来であり，看護師の介入が重要である．

GVHD の予防

GVHD の予防はシクロスポリン，タクロリムス，抗胸腺細胞グロブリンなどによって行う．それぞれの詳細は「免疫抑制療法」（p.58）を参照されたい．急性 GVHD の原因であるドナー T リンパ球の除去は，急性 GVHD の頻度を低下させることができる．しかし，再発率が上昇することが問題である．再発の問題がない再生不良性貧血に対する移植で

3 血液・造血器疾患の治療

表Ⅱ-3-10 慢性 GVHD の臨床徴候

臓　器	診断的徴候	特有徴候
皮膚	・多形皮膚萎縮 ・扁平苔癬様皮疹 ・強皮症様硬化症皮疹 ・限局性強皮症様皮疹 ・硬化性萎縮性苔癬	・色素脱失
爪		・爪形成異常，萎縮，変形 ・爪床剝離，翼状片，対称性爪喪失
頭皮，体毛		・脱毛（瘢痕性，非瘢痕性） ・鱗屑，丘疹様角化病変
口腔	・扁平苔癬様変化，板状角化症 ・硬化性病変による開口制限	・口腔乾燥症，粘膜萎縮 ・粘液囊胞，偽膜形成，潰瘍形成
眼球		・眼球乾燥症，疼痛 ・乾燥性角結膜炎 ・融合性の点状角膜障害
生殖器	・扁平苔癬様，腟瘢痕形成・狭窄	・びらん，潰瘍，亀裂
消化器	・食道ウェブ ・上部食道の狭窄	
肺	・生検で診断された bronchiolitis obliterans	・肺機能検査や画像で診断された bronchiolitis obliterans
筋，関節	・筋膜炎 ・関節拘縮	・筋炎，多発筋炎

bronchiolitis obliterans：閉塞性細気管支炎
［高見昭良：同種造血幹細胞移植：GVHD，GVL 効果．血液専門医テキスト，第 2 版（日本血液学会編），p.146，南江堂，2015 より引用］

は，抗胸腺細胞グロブリンは GVHD を抑制するためにしばしば使用される薬剤である．
　日常生活においては皮膚慢性 GVHD の予防として，日光曝露は避け，日焼け止めクリームや衣服による防護が勧められている．また皮膚や口腔，歯芽・歯肉を清潔に保ち，保湿することも有用である．

GVHD についての患者教育

　重症 GVHD の治療はしばしば長期化し，難渋する．このような状況下において，本人，家族が十分に現状を理解できるように，常に状況を伝えることが重要である．また，血縁ドナーである場合に，ドナーからの免疫反応により GVHD が発症することを強調すると，ドナーが強い自責の念をもつことになるため，移植前に GVHD は予測できないことをよく理解してもらう必要がある．

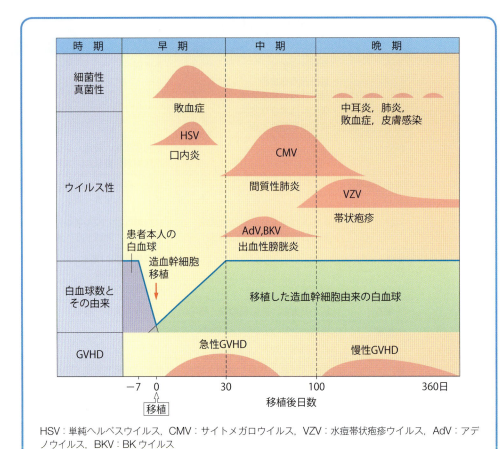

図Ⅱ-3-4　移植後の時期による感染症のリスク
[加藤俊一：移植後合併症―感染症，その他の合併症，後遺症．血液・造血器疾患の治療と看護（堀田知光，横田弘子編），p.258，南江堂，2002より引用］

G　その他の移植後合併症

感染症

　造血幹細胞移植では，白血球の減少，前処置による生体バリアの破綻（粘膜障害），免疫抑制薬の使用により，感染症にきわめてもろい状態にあるため，感染症が大きな問題となる．さらに，免疫が患者からドナー由来のものに再構築されるにはかなりの時間を必要とするため，移植後の症例は長期間にわたり感染症のリスクが高い状態が続く．血球の状態，免疫力の回復の過程，GVHDとの関連などから，移植後の時期によって罹患するリスクが高くなる感染症は異なる（図Ⅱ-3-4）．

感染症への対応

1) 移植後早期：前処置開始から好中球生着までの約 30 日間

移植後早期は，患者はクリーンルームに入る．ヘパフィルターを介した空気が一方向に流れる．胞子となり空気中を漂うアスペルギルスなどの真菌感染症を防ぐことができる．しかし，真菌のなかでも常在菌であるカンジダ属や，細菌，ウイルス感染症などはクリーンルームにおいても必ずしも防ぐことはできない．

前処置後から生着にいたるまでの好中球減少期には，グラム陰性菌による細菌感染症にもっとも注意すべきである．発熱時には，感染源を特定する前に，広域抗菌薬を先行投与する．また，ヘルペスウイルスによる感染症が問題となるため，アシクロビル（ゾビラックス®）の予防内服を行う．

2) 移植後中期：好中球生着から移植後 100 日頃まで

GVHD の出現や，免疫抑制薬の量によって感染症のリスクが変わるため，患者の状況に合わせた対応が必要である．基本的に，ウイルス感染症，真菌感染症に対しては，予防的に抗ウイルス薬，抗真菌薬の投与により防衛する．

3) 看護のポイント

- 白血球・好中球数の推移と CRP（C 反応性タンパク）の上昇の有無を確認し，発熱や下痢，その他皮膚，口腔，肛門部などに感染徴候がないか観察する．
- 患者の清潔行動や家族面会時の状況も把握し，セルフケアの実践を支援する．

H 移植関連死亡

造血幹細胞移植のもっとも大きな問題点は，治療を行ったがために患者が死にいたる（移植関連死亡）ことが高率に発生することにある．移植後患者の死因は，原病と移植関連死亡の 2 つに分かれるが，全移植症例の 40%近くが移植関連死亡にいたる．

移植関連死亡の原因は GVHD，感染症，前処置毒性が主となる．HCT-CI（造血幹細胞移植特異的併存疾患指標）という指標を用いて，移植前に患者のもつ合併症，既往歴などから移植関連死亡のリスクを評価することが可能になってきている．各評価項目のスコア合計点が 3 点以上であると移植関連死亡率のリスクが高く，スコア 0 の患者では移植関連死亡率の発症は数%程度である．

7 よく使用される薬剤

A 制吐薬

①適応と目的

化学療法を行う際の悪心・嘔吐を予防・軽減するために使用する薬剤である．化学療法を受ける患者のイメージとして，脱毛や悪心は根強いものである．現在使用される化学療

表Ⅱ-3-11　抗がん薬治療後の嘔吐の種類

嘔吐の種類	特徴	機序	薬剤
急性嘔吐	抗がん薬投与開始後 1〜2 時間から 24 時間後までに発生する嘔吐	抗がん薬の直接作用	セロトニン受容体拮抗薬，副腎皮質ステロイド
遅発性嘔吐	抗がん薬投与開始後 24 時間から 48 時間経過して発症．5 日間程度持続	サブスタンス P による	ニューロキニン 1 受容体拮抗薬
予測性嘔吐	抗がん薬投与の前日から直前にかけて発生する嘔吐	過去の抗がん薬投与における不安	抗不安薬（ジアゼパム，ロラゼパム，ソラナックスなど）

法薬は多岐にわたり，**催吐作用**が強いものから弱いものまで使用される．

　嘔吐は，①抗がん薬投与開始から 1〜2 時間から 24 時間以内に発症する**急性嘔吐**，②24時間以降に発症して 5 日程度持続する**遅延性嘔吐**，③以前の抗がん薬投与にて制吐が不良であったことや，治療自体に強い不安をもつことなどから，薬剤を投与する前から症状が出現する**予測性嘔吐**に分けられる（**表Ⅱ-3-11**）．

②治療の実際

　中等度以上の催吐作用を有する化学療法では，**セロトニン受容体拮抗薬**（5HT$_3$受容体拮抗薬），**アプレピタント**（ニューロキニン 1（NK-1）受容体拮抗薬）を使用する．

　急性嘔吐はセロトニン受容体拮抗薬を積極的に使用する．遅延性嘔吐はアプレピタントを使用する．アプレピタント，セロトニン受容体拮抗薬を使用しても効果不足の際には，すみやかに追加の制吐薬を使用する．また，これらの薬剤の補助的役割として，**ステロイド**や**ドパミン受容体拮抗薬**も併用される．化学療法以外を原因とする悪心に対しては，原因究明を優先し，原因に対する治療を行う．予測性嘔吐に対しては**抗不安薬**の投与が検討される．アプレピタント，セロトニン受容体拮抗薬の使用時は，化学療法薬の投与前に必ず投与する．

臨床で役立つ知識　予測性嘔吐の予防

予測性嘔吐の多くは，初回治療での制吐コントロールが不良であった症例であるため，十分な薬剤投与と，不安の緩和が重要である．催吐作用の強い薬剤ばかりではないことから，化学療法＝吐き気のイメージをあらかじめ解消しておくのがよい．また，初回治療時には病名を宣告され，患者がきわめて精神的に不安定であることから，治療に対する不安なども十分に傾聴することで不安が緩和される．

---

③副作用

- アプレピタントやセロトニン受容体拮抗薬に重大な副作用はほとんどない．これらの薬剤を使用しても，悪心を訴える患者は存在し，追加投与や他剤の併用を考慮する．

- アプレピタントと化学療法薬の相互作用が指摘されているため，化学療法の副作用が増強しないかどうか注意を要する．
- アカシジアが生じることがある．アカシジアとは錐体外路症状による静座不能状態を表す．ドパミン受容体拮抗薬を使用時に発症する副作用であり，そわそわ，落ち着きのなさが出現し，患者にとっては不快な症状である．

④観察ポイント

- 既往症として制吐薬使用時にアカシジアが出現したかどうか問診する．
- アカシジア出現時には危険行動がないかどうか注意深く観察する．多くの場合が経過観察で落ち着いてくるが，遷延する場合にはベンゾジアゼピンの使用も考慮される．重症例では精神科へのコンサルトを考慮する．

B 造血因子薬

1）G-CSF（顆粒球コロニー刺激因子）

①適 応

　化学療法による骨髄抑制期に使用する．とくに，好中球数が $500/\mu L$ 未満となり，易感染症となりうる化学療法で使用される．

②治療の実際

　血小板数が十分に存在する場合には，皮下投与も可能である．好中球が低下する化学療法を行っても使用しない場合があり，急性骨髄性白血病や骨髄異形成症候群では，G-CSFが腫瘍細胞を増殖させるおそれがあり，通常使用しない．

③副作用

　発熱，骨痛の頻度が高い．

④観察ポイント

　副作用発症時は，いずれの症状も非ステロイド抗炎症薬が有効である．

2）エリスロポエチン

①適 応

　正常では腎でつくられる赤血球を増加させるホルモンである**エリスロポエチン**を製剤にした薬剤である．骨髄異形成症候群による慢性貧血と，慢性腎不全による貧血に使用される．化学療法後の貧血には一般的に用いられることは少ない．

②治療の実際

　週に1回から2週に1回の皮下注射での投与が多い．

③副作用

　高血圧に注意する．

④観察ポイント

　注射直後のアレルギー反応に注意する．

3）血小板増殖因子

①適 応

血小板減少性紫斑病の治療に使用される．**トロンボポエチン受容体（TPO-R）作動薬**として，経口の**エルトロンボパグオラミン**（レボレード®）と，皮下投与の**ロミプロスチム**が国内で使用可能．TPO-R との特異的な相互作用を介して，トロンボポエチン（TPO）のシグナル伝達経路の一部を活性化することにより，骨髄前駆細胞から巨核球にいたる過程における細胞の増殖および分化を促進させ，結果とし血小板数が増加する．

②治療の実際

血小板減少性紫斑病の標準治療はステロイドであるが，糖尿病などでステロイド投与が難しい症例，ステロイド減量が困難な重症例で適応となる．

③副作用

頭痛，疲労，倦怠感，関節痛などであり，重大な副作用としては，血栓症である．

④観察ポイント

下肢静脈血栓症は疼痛を伴うことが多く，問診が重要である．

C 鉄剤・ビタミン B₁₂ 製剤

1）鉄 剤

①適 応

鉄欠乏性貧血で使用する．鉄欠乏性貧血はフェリチン値が低値であること，小球性貧血であることで診断される．十分なフェリチンの上昇が治療の中断の決め手となる．

②治療の実際

ほとんどの症例が内服にて治療が行われる．副作用の悪心で，どうしても内服できない場合には，点滴製剤を使用することを考慮する．なお，かつては食事や他剤との相互作用から空腹時の内服やお茶による内服が禁止されていたが，最近の鉄剤では問題ない．

③副作用

消化器症状として，悪心，嘔吐，下痢，便秘，腹痛を訴える．便の黒色化を認める．

④観察ポイント

● 鉄剤による症状は内服後に発症するため，症状の発症時間と内服の関係を明らかにする．とくに，悪心の発症頻度は高い．

● 便の黒色化では，消化管出血の可能性を安易に否定してはならない．

2）ビタミン B₁₂ 製剤

①適 応

大球性貧血の症例で，ビタミン B₁₂ 欠乏症に使用する．

②治療の実際

回腸が疾患により障害を受けてビタミン B₁₂ が吸収されない症例であれば，内服薬は無効であるが，内因子欠乏によりビタミン B₁₂ が回腸から吸収できない悪性貧血では，$1,000 \sim 2,000 \mu g$ 程度を内服することにより，貧血が改善する．内服無効例では点滴薬の筋

注を行う.

③副作用

とくになし.

④観察ポイント

● 漫然と投与するのではなく，効果がなければ筋注製剤への変更などを考慮する.

● 偏食の有無を必ず聴取する.

D 鉄キレート薬

①適 応

鉄が過剰に組織に沈着している状態のヘモクロマトーシスによる臓器障害に対して適応となる.血液疾患に対する治療において赤血球輸血は高頻度に行われる治療であるが，体内に過剰な鉄を持ち込む一因である.

②治療の実際

体内の鉄を排泄させる鉄キレート薬は内服のデフェラシロスクが使用できる.過剰に存在する体内の鉄を排泄するための薬剤である.

③副作用

● 腎障害が問題となり，腎機能が悪い症例では使用困難である.

● デフェラシロクスによる症状：悪心，嘔吐，下痢，腹痛などの消化器症状が比較的多い.また，発赤調の皮疹が出現することがある.

● クレアチニン，尿素窒素上昇などの腎機能障害に注意する.

● まれに，聴力障害，視覚障害を発症する.

④観察ポイント

● 消化器症状は対症療法により改善することが多いが，改善しない場合は減量・中止を考慮する.

● 腎機能の定期的検査，聴力検査や眼科的検査を適宜行う.

第Ⅲ章　血液・造血器疾患
各　論

1 貧血性疾患

1 再生不良性貧血

A 病態

再生不良性貧血とは

再生不良性貧血は，骨髄での細胞密度低下（低形成）と末梢血中のすべての血球減少（汎血球減少）を特徴とする症候群である．本疾患は厚生労働省難病指定を受けている．

疫学

臨床調査個人票を用いた 2006 年の調査では患者数は約 11,000 人で，年間新患者発生数は 100 万人あたり 6 人前後であった．これは欧米諸国の 2〜3 倍の発症率とされる．女性が男性より約 1.5 倍多く，年齢別には男女ともに 20 歳代と 60〜70 歳代にピークがある．

分類

先天性，後天性に分類される．先天性でもっとも頻度が高いのがファンコニ（Fanconi）貧血である．後天性再生不良性貧血は原因不明の特発性と，さまざまな薬剤，化学物質，放射線，妊娠による 2 次性がある．他に特殊型として肝炎後再生不良性貧血，再生不良性貧血—発作性夜間ヘモグロビン尿症（PNH）症候群がある．また，赤血球系のみに産生低下がみられる病型は赤芽球癆とよばれる．再生不良性貧血の約 80％が特発性である．

発症機序

特発性再生不良性貧血は，骨髄毒性をきたす薬剤などの要因がないにもかかわらず造血が低下することにより血球減少をきたす症候群である．成因として造血幹細胞自体に異常がある場合と，免疫学的機序による造血幹細胞の障害がある場合がある．

症状

顔色不良，動悸，息切れ，めまい，易疲労感，頭痛など貧血一般の症状を訴える．血小板減少による出血症状として皮膚・粘膜の点状出血・紫斑，鼻出血，歯肉出血などがみられる．重症例では血尿，性器出血，消化管出血，脳出血などをきたす．好中球減少のために易感染性となり，肺炎や敗血症などを合併しやすい．

表Ⅲ-1-1　再生不良性貧血の診断基準（平成 22 年度改訂）

1. 臨床所見として，貧血，出血傾向，ときに発熱を認める．
2. 以下の 3 項目のうち，少なくとも 2 つを満たす．
   ①ヘモグロビン濃度：10 g/dL 未満，②好中球：1,500/μL 未満，③血小板：10 万/μL 未満
3. 汎血球減少の原因となるほかの疾患を認めない．汎血球減少をきたすことの多いほかの疾患には，
   白血病，骨髄異形成症候群，骨髄線維症，発作性夜間ヘモグロビン尿症，巨赤芽球性貧血，がんの
   骨髄転移，悪性リンパ腫，多発性骨髄腫，脾機能亢進症（肝硬変，門脈圧亢進症など），全身性エ
   リテマトーデス，血球貪食症候群，感染症などが含まれる．
4. 以下の検査所見が加われば診断の確実性が増す．
   1）網赤血球増加がない．
   2）骨髄穿刺所見（クロット標本を含む）で，有核細胞は原則として減少するが，減少がない場合
   　　も巨核球の減少とリンパ球比率の上昇がある．造血細胞の異形成は顕著でない．
   3）骨髄生検所見で造血細胞の減少がある．
   4）血清鉄値の上昇と不飽和鉄結合能の低下がある．
   5）胸腰椎体の MRI で造血組織の減少と脂肪組織の増加を示す所見がある．
5. 診断に際しては，1.，2. によって再生不良性貧血を疑い，3. によってほかの疾患を除外し，4.
   によって診断をさらに確実なものとする．再生不良性貧血の診断は基本的に他疾患の除外による
   が，一部に骨髄異形成症候群の不応性貧血と鑑別が困難な場合がある．

［厚生労働科学研究費補助金難治性疾患克服研究事業特発性造血障害に関する調査研究班：特発性造血障害疾患の診療の参照ガイド平成 22 年度改訂版，p.11，2010 より引用］

B　診断

診察の進め方

　診断基準（**表Ⅲ-1-1**）に基づき，診察・検査を進める．

1）末梢血所見

　貧血のほかに白血球減少，血小板減少を伴う．白血球のうち好中球が減少し，リンパ球の比率が相対的に増加する．重症例では多くの場合リンパ球も減少する．白血病にみられるような異型細胞や幼若細胞は認めない．貧血は通常正球性である．網状赤血球は多くの例で低下しており，低下していない例でも貧血相応の網状赤血球増加はみられない．

2）骨髄所見

　有核細胞数は減少し，とくに巨核球が著減する．生検では骨髄低形成で脂肪髄を呈する．造血細胞の異形成像はない．

鑑別診断の方法

　再生不良性貧血は骨髄低形成や汎血球減少をきたす他疾患（急性白血病，骨髄異形成症候群，発作性夜間ヘモグロビン尿症［PNH］，巨赤芽球性貧血，骨髄線維症，悪性腫瘍の骨髄転移，バンチ［Banti］症候群，感染症）を除外することで，初めて診断を確定することができる．

表Ⅲ-1-2　再生不良性貧血の重症度分類（平成16年度修正）

stage 1	軽症	下記以外
stage 2	中等症	以下の2項目以上を満たす 　網赤血球　　60,000/μL 未満 　好中球　　　1,000/μL 未満 　血小板　　　50,000/μL 未満
stage 3	やや重症	以下の2項目以上を満たし，定期的な赤血球輸血を必要とする 　網赤血球　　60,000/μL 未満 　好中球　　　1,000/μL 未満 　血小板　　　50,000/μL 未満
stage 4	重症	以下の2項目以上を満たす 　網赤血球　　20,000/μL 未満 　好中球　　　500/μL 未満 　血小板　　　20,000/μL 未満
stage 5	最重症	好中球200/μL 未満に加えて，以下の1項目以上を満たす 　網赤血球　　20,000/μL 未満 　血小板　　　20,000/μL 未満

注1．定期的な赤血球輸血とは毎月2単位以上の輸血が必要なときを指す．
注2．この基準は平成10（1998）年度に設定された5段階基準を修正したものである．
[厚生労働科学研究費補助金難治性疾患克服研究事業特発性造血障害に関する調査研究班：特発性
造血障害疾患の診療の参照ガイド平成22年度改訂版，p.13，2010 より引用]

重症度・ステージ

重症度を5段階に規定している（**表Ⅲ-1-2**）．

C　治　療

主な治療法

再生不良性貧血の治療は，①造血改善を目的とした治療と，②血球減少を補う対症的支持療法に大別される．前者には**免疫抑制療法**，**タンパク同化ステロイド療法**，**造血幹細胞移植**がある．後者には，**輸血療法**と**サイトカイン療法**がある．治療方針の決定は重症度に従って行われる．

造血改善を目的とした治療

1）stage 1 および 2 の治療

血小板数が5万/μL 以上で汎血球減少の進行がない場合は，日常生活に支障をきたすことがなく，経過観察で自然に回復することがあるため無治療経過観察となる．また，同様の状態でも積極的に免疫病態を疑わせる所見がある際には**シクロスポリン（CsA）**（サンディミュン®，ネオーラル®）による免疫抑制療法が選択されることもある．

汎血球減少が進行する場合や血小板数が5万/μL 以下で日常生活に支障をきたす場合に

は免疫抑制療法の適応となる．**抗胸腺細胞グロブリン（ATG）**導入に同意があればATGが，同意が得られなければシクロスポリンもしくは酢酸メテノロン（プリモボラン®）が選択される．患者があえて治療を希望しない場合には，stage 3となるまで無治療で経過をみることもあるが，治療開始が遅れることにより治療効果が下がる可能性があることを説明する必要がある．これらの治療法に反応がなく輸血依存から離脱できない際には，stage 3以上の治療方針に準じて治療を行う．

2）stage 3～5 に対する治療

40歳未満でヒト白血球抗原（HLA）一致同胞を有する患者では同胞をドナーとした骨髄移植が推奨され，生存率は86～100％である．ただし，不妊を伴い，致死的合併症のリスクがあるため，症例ごとに適応を検討する必要がある．40歳未満でHLA一致同胞がいない，あるいは40歳以上の患者にはATGとCsAの併用療法を行う．この治療で約70％が輸血不要になり，約80％に長期生存が期待できるとされる．40歳以上の患者ではHLA一致同胞からの骨髄移植であっても長期生存率が70％前後にとどまるため免疫療法が優先される．

以下にそれぞれの治療内容について具体的に述べる．

①抗胸腺細胞グロブリン（ATG）療法

ATGは胎児ヒト胸腺細胞や胸部手術時に胸管から採取したヒトリンパ球やヒトリンパ球細胞株をウサギに免疫して得られた抗体である．再生不良性貧血ではTリンパ球に異常が起こるとされ，ATGはこの異常なT細胞を減少させることで効果を示すと考えられている．

投与前に微量を1時間投与し過敏反応がないことを確かめてから行う．副作用としては過敏反応，血清病（動物の血清を抗原として起こる抗原抗体反応であり，発疹，浮腫，タンパク尿，ショックなどを呈するもので，ATG投与後5～14日後に起こる）のほかに血小板が一過性に減少する．過敏反応および血清病を予防するためにメチルプレドニゾロン（ソル・メドロール®）またはプレドニゾロン（プレドニン®）を併用し，ATG投与後に漸減していく．治療効果の発現は多くは2，3ヵ月後であるが，6ヵ月以上を経過して血液所見の改善が得られる患者もいる．

②シクロスポリン（CsA）療法

CsAは臓器移植後の拒絶反応や移植片対宿主病(GVHD)の予防，ベーチェット(Behçet)病などの自己免疫疾患の治療薬などとして広く用いられている．再生不良性貧血での異常免疫にも効果が得られている．重症再生不良性貧血ではCsAを併用したほうがATG単剤よりも寛解導入率，生存率で優れている．投与する際は血中濃度をモニタリングしながら適宜増減する．副作用としては腎障害，多毛，歯肉腫脹などがある．

③酢酸メテノロン

酢酸メテノロン（プリモボラン®）はエリスロポエチンの産生増加を介して貧血の改善効果が期待される．効果判定には通常3～6ヵ月を要する．副作用としては肝機能障害の他，嗄声や多毛などの男性化作用などがある．女性患者では長期間投与を継続すると不可逆的な男性化が起こりうるため，副作用について十分説明する必要がある．

④骨髄移植

　再生不良性貧血は造血幹細胞の持続的な減少によって起こる疾患であり，造血幹細胞の補充療法である同種造血幹細胞移植の適応症の1つと考えられている．同胞ドナーが得られない場合は骨髄バンクに登録し非血縁者間骨髄移植を考慮する．移植における幹細胞ソースとしては骨髄が選択される．

血球減少を補う対症的支持療法

1）輸血療法（赤血球輸血）

　再生不良性貧血は慢性の造血障害であり，患者は貧血によく適応している．よって再生不良性貧血でヘモグロビン値が7 g/dL 未満となったら赤血球輸血を検討するが，貧血症状には個人差があるため，7 g/dL 未満でも赤血球輸血を施行しない場合もある．

　頻回の赤血球輸血は感染の危険を増やす．さらに鉄過剰症となり組織に鉄が沈着すると**ヘモジデローシス**となり，それが組織に損傷を与え，肝機能障害・糖尿病・心不全などが起こると**ヘモクロマトーシス**となる．ヘモクロマトーシスによる心室性不整脈などの致死的合併症を避けるために，デフェラシロクス（エクジェイド®，ジャドニュ®）による鉄キレート療法が行われる．

　輸血製剤は輸血後GVHD反応を予防するために放射線照射血を用い，投与にあたっては白血球除去フィルターを用いることが望ましい．

2）輸血療法（血小板輸血）

　再生不良性貧血における予防的血小板輸血は抗 HLA 抗体の産生を促し，血小板輸血不応例となる可能性があるために，その適応については一定の見解は得られていない．出血傾向がある場合には血小板輸血を検討する．

3）好中球減少に対する顆粒球コロニー刺激因子（G-CSF）

　一般的に好中球が $500/\mu L$ 以下の場合には，重症感染症の頻度が高いので G-CSF（顆粒球コロニー刺激因子）を併用する．

治療経過・予後

　再生不良性貧血の予後は治療法の進歩によって改善しつつある．かつて重症患者の50％生存期間は6ヵ月未満であったが同種移植療法の進歩により，移植後5年生存率は，年齢が16歳未満の場合，非血縁ドナーからでは85％，血縁ドナーからでは93％であり，16歳以上の場合には非血縁が70％，血縁が89％と報告されている．

患者への教育・注意点

　疾患自体からくる白血球減少だけではなく，治療として免疫抑制薬を用いることにより易感染状態となるため，感染症予防に対する適切な指導が必要である．

　免疫抑制薬は，内服時間の遵守や食べ物との相互作用など，内服管理が重要となるため，薬剤師と協働した服薬指導が有用である．

2 | 鉄欠乏性貧血

A 病態

鉄欠乏性貧血（IDA）とは

鉄の1日必要量は1 mgとされ，通常は食事から補われる．食事に含まれる鉄分は1日平均20～30 mg程度であり，その5～10%が吸収されることでバランスが保たれている（**表Ⅲ-1-3**）．**鉄欠乏性貧血**（IDA）とは，体のなかの鉄分の需要と供給のバランスが崩れて鉄の不足をきたし，十分なヘモグロビン合成が行えずに生じる貧血である．貧血のタイプでもっとも多いといわれ，日常診療のなかでもっとも多く遭遇する．女性は月経で定期的に赤血球を失っており，男性に比べてIDAになりやすいため，わが国で若い女性の小球性低色素性貧血をみた際にはまず本疾患を考え検査を進めていくべきである．

発症機序

鉄欠乏をきたす原因は鉄摂取量不足，鉄吸収不良，鉄需要増大，鉄喪失過剰に分けられる．鉄摂取量不足は菜食主義や過剰なダイエット，牛乳で育てられた乳児に起こりやすい．鉄吸収不足は消化管切除術後，鉄需要の増大は成長期の女子，妊婦にみられる．鉄喪失過剰は鉄欠乏の最大の原因であり，そのなかでも慢性出血が多く，消化管出血や過多月経，痔などによるものが多い．消化管悪性腫瘍に伴う慢性的な消化管出血は，とくに注意を要する．成人男性や高齢者の鉄欠乏性貧血では，消化管悪性腫瘍の可能性を考えて検査を進めていく必要がある．女性では月経以外にも子宮筋腫，子宮がんなどによる性器出血が原因となることもある．

症状

一般的に，貧血は緩徐に進行するために生体の各組織が酸素欠乏に順応する結果，高度に進行してから自覚症状が出てくることが多い．自覚症状を認めず健康診断などでみつかることも少なくない．貧血の共通症状としては，**全身倦怠感**や**易疲労感**，**頭重感**，**めまい**，**労作時の息切れ**や**動悸**などの症状が現れる．

消化器症状としては，舌乳頭の萎縮，舌炎，口角炎，咽頭炎などが認められ，悪化すると嚥下困難や嚥下痛を伴うこともある．これら舌炎，口角炎，嚥下困難を合併するものを**プランマー・ヴィンソン（Plummer-Vinson）症候群**という．女性では月経が不規則となり，場合によっては無月経となる．身体所見では顔面・眼瞼結膜の蒼白化が認められ，爪の変形は**匙状爪（spoon nail）**とよばれる．**氷食症**や**土食症**といった**異食症**を認めることがある．これは脳への酸素供給不足により，満腹中枢障害や体温調節障害が起こるためとされる．

表Ⅲ-1-3 体内の鉄分布

体内の鉄	3,000〜5,000 mg
赤血球	約 3,000 mg（60〜70%）
血清鉄	約 3 mg（0.1%）
骨髄	約 150 mg（4%）
肝臓・脾臓	約 1,000 mg（20〜25%）
筋肉	約 150 mg（4%）

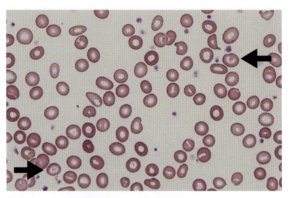

図Ⅲ-1-1　標的赤血球（末梢血）
ヘモグロビンの合成障害によって，血球中心部が厚く，中間部が薄くなった標的赤血球が認められる．

B 診断

診察の進め方

1) 末梢血所見

貧血は平均赤血球容量（MCV）および平均赤血球ヘモグロビン濃度（MCHC）が低下する**小球性低色素性貧血**を呈する．血液像では厚みが減り中央淡明が著しく拡大する菲薄赤血球，赤血球中心部が厚く中間部が薄い標的赤血球（**図Ⅲ-1-1**）などが認められる．

2) 骨髄所見

骨髄は正形成であるが赤芽球系細胞が増加し，その結果 M/E 比（顆粒球/赤芽球比）は低下する．鉄染色では鉄芽球は減少し，マクロファージ内の可染鉄も消失している．ただし，IDA では通常骨髄穿刺は行われない．

3) フェロカイネティクス

血清鉄は減少し，**総鉄結合能（TIBC）は増加**し，**不飽和鉄結合能（UIBC）は著明に上昇**する．**貯蔵鉄の低下**を反映して**血清フェリチン値は低下**する．ただし，フェリチンは炎

症により高値となるため，炎症を合併している場合は注意が必要である．血清鉄消失時間は短縮し，赤血球鉄利用率は正常である．

鑑別診断の方法

小球性低色素性貧血をきたす疾患は他にも，慢性炎症に伴う2次性貧血，鉄芽球性貧血，無トランスフェリン血症，サラセミア，異常ヘモグロビン症などがある．

C 治 療

主な治療法

IDA の治療は，原因や基礎疾患がある場合はその原因や基礎疾患の治療を行うことが基本となり，さらに不足している鉄の補充を行っていく．鉄の補充に対して貧血のすみやかな改善が得られるため，通常赤血球輸血の適応はない．

1）食事療法

鉄分を多く含み，かつ吸収のよい食品を多く摂取することが基本となる．鉄分が多く含まれる食物としては，肉やレバー，赤身の魚などの動物性食品，大豆や緑黄色野菜などの植物性食品などがある．動物性食品に含まれる鉄をヘム鉄といい，吸収率が高いとされる（10〜20%）．これに対し植物性食品に含まれる鉄を非ヘム鉄といい，吸収率が低いとされている（2〜5%）．食事療法ではヘム鉄を含む食品をとることが望ましいが，これらの食品をバランスよく摂取することが重要であり，偏食や過度のダイエットは避けるべきである．

IDA の予防や軽い貧血に対しては食事療法が有用であるが，高度の貧血に対しては薬物療法の併用が必要となる．

2）薬物療法

①経口鉄剤療法

経口鉄剤はクエン酸第一鉄ナトリウム（フェロミア®），フマル酸第一鉄（フェルム®），溶性ピロリン酸第二鉄（インクレミン®）といった有機酸鉄製剤と，硫酸鉄（フェロ・グラデュメット®など）がある．有機酸鉄製剤は鉄が有機酸と結合することにより吸収されやすくなっているが，悪心，嘔吐，腹痛，腹部膨満感，下痢，便秘といった消化器症状が出やすい．これに対して硫酸鉄は徐々に鉄を放出して吸収されていくために前述のような消化器症状は少ないが，その一方で吸収率が低くなるといった側面もある．

鉄剤を効率よく吸収させるためには低い pH がよく，胃酸の pH が低い空腹時に内服することが望ましい．ただし，副作用である消化器症状も出やすいため，実際は食後に服用することも少なくない．また，アスコルビン酸（ビタミン C）は鉄を還元型に変換して吸収を助けるとされている．緑茶に多く含まれるタンニン酸は鉄の吸収を阻害するとされるが，大量に飲まなければ影響は少ない．

経口摂取開始後まずは血清鉄が上昇し，網状赤血球も増加する．その後2〜3週程度でHb 値の上昇が認められる．

②注射用鉄剤療法

　通常は経口鉄剤が選択されるために適応は，①消化器症状などの副作用が強く，経口鉄剤の内服が困難である場合，②上部消化管病変により鉄吸収が困難である場合，③手術など鉄喪失が多量で経口投与での補充が不十分である場合，に限られる．

　静脈内投与では経口投与と違い投与した鉄がすべて体内に蓄積するため，投与量には注意が必要である．血液中の過剰な鉄は組織に沈着して臓器障害を起こすヘモジデローシスの原因となる可能性がある．鉄剤の経静脈投与では，副作用としてアナフィラキシーショックがあり，予防するためには1回投与量を過量とせずに，急速静注を避けて緩徐に投与する必要がある．また，血管外漏出は炎症と色素沈着を残すために注意を要する．

患者への教育・注意点

　前述のように鉄欠乏性貧血は原因となる疾患が隠れている可能性があるため，女性であれば婦人科疾患の精査について，消化管出血の可能性があれば内視鏡による消化管精査など，原因精査の重要性について理解してもらうことが重要である．

　また，経口鉄剤療法では患者が消化器症状を自覚するとアドヒアランス（治療積極性）が低下し，内服継続が困難となる症例もある．そのため，あらかじめ副作用や他剤への変更による副作用改善の可能性について十分に説明する必要がある．

　鉄剤開始によりヘモグロビン（Hb）値は短期間で改善することが多いが，貯蔵鉄が改善するためには3～4ヵ月程度の治療継続が必要とされる．治療継続の必要性を患者に説明し，適切な治療期間を設けていく，また薬剤師と協働し，服薬指導や副作用出現の有無についても，適宜スクリーニングしていくことが重要である．

3 ｜ 骨髄異形成症候群

A 病態

骨髄異形成症候群（MDS）とは

　骨髄異形成症候群（MDS）は造血幹細胞レベルでの異常が起こり，汎血球減少などの病態を引き起こす症候群である．骨髄中の幼若な血液細胞は正常な形と異なっている（異形成）ことが多く，単一疾患でなく複数の疾患の集まり（症候群）と考えられているため骨髄異形成症候群とよばれている．正常な血液細胞が減少することで，感染，貧血，出血傾向などの症状が認められる．

疫学

　本疾患は高齢者に多く，まれに若年者も発症することがある．わが国における有病率は10万人あたり2.7人であるが（1991年時点），高齢化と診断技術の向上に伴って患者数は増加傾向にある．全体の30%程度は急性骨髄性白血病（AML）（p.110参照）に移行する

ため，前白血病状態とも言われている．

発症機序

　MDS は造血幹細胞の遺伝子変異によって起こる単クローン性疾患である．

　原因としては不明のもの（特発性），放射線照射，アルキル化薬やトポイソメラーゼⅡ阻害薬などの抗腫瘍薬，有機溶剤などがある．小児期に発症する症例については遺伝性もあるが，成人期以降に発症する症例については遺伝性が証明されているものはない．

　また，骨髄での造血は亢進しているにもかかわらず，分化成熟の過程で異常が起こり細胞死を起こすために正常な血球成分を末梢血に供給できない状況（無効造血）を呈する．

症 状

　血球減少に伴う諸症状が出現する．顆粒球減少により易感染状態となると，発熱をきたす．貧血の進行により，動悸，息切れ，倦怠感，頭重感，顔色不良，耳鳴りなどの症状を自覚するようになる．貧血は通常慢性的に進行するため，初期には自覚症状が乏しく，健康診断やほかの疾患の血液検査時に偶然発見されることも少なくない．血小板減少に伴う症状としては鼻出血，皮下出血，歯肉出血などの出血症状をきたす．

B 診 断

診察の進め方・確定診断の方法

　診断基準を表Ⅲ-1-4に示す．血球減少をきたす疾患が鑑別の対象となる．典型的な所見がそろっている症例の診断は容易だが，境界例や相互移行例など診断が困難な場合がある．

1）末梢血所見

　末梢血所見としては汎血球減少をきたし，各血球の形態異常が認められる．形態異常として顆粒球系においては低分葉核好中球（偽ペルゲル・ヒュエット［Pelger-Huet］核異常，図Ⅲ-1-2），過分葉核好中球（図Ⅲ-1-3）などが認められる．赤血球系では多核赤芽球，巨赤芽球様変化などが認められ，巨核球系では単核巨核球，巨大血小板などが認められる．末梢血中にはしばしば芽球の出現が認められる．芽球は感染後などでも認められることがあるが，少数で持続性に認められる際には本疾患を積極的に疑う所見である．貧血は正球性〜大球性貧血となることがある．

2）骨髄所見

　骨髄では一般的に正〜過形成を呈するが低形成を呈することもある．顆粒球系では偽ペルゲル異常，低あるいは無顆粒など，赤芽球系では巨赤芽球様変化など，巨核球系では微小巨核球などが認められる．

3）生化学検査所見

　LDH（乳酸脱水素酵素）や間接ビリルビンの上昇を認めることが多い．無効造血や骨髄内溶血の結果と考えられている．ハプトグロビンは低下傾向，ビタミン B_{12} は正常〜軽度上昇，フェリチンは上昇傾向を呈する．

表Ⅲ-1-4　骨髄異形成症候群（MDS）の診断基準―厚生労働省 特発性造血障害に関する調査研究班（平成 28 年度改訂）

1. 臨床所見として，慢性貧血を主とするが，ときに出血傾向，発熱を認める．症状を欠くこともある．
2. 末梢血で，1 血球系以上の持続的な血球減少を認めるが，血球減少を欠くこともある．骨髄異形成症候群（不応性貧血）の診断の際の血球減少とは，成人で，ヘモグロビン濃度 13 g/dL 未満（男性），または 12 g/dL 未満（女性），好中球数 1,800/μL 未満，血小板数 15 万/μL 未満をさす．特に 1 系統のみで，軽度の血球減少[10 g/dL<Hb<13 g/dL（男性）/10 g/dL<Hb<12 g/dL（女性），1,500/μL < 好中球数 <1,800/μL，10 万/μL< 血小板数 <15 万/μL]の場合には，これが骨髄異形成症候群（不応性貧血）に由来するかどうかを慎重に判断する必要がある。
3. 骨髄は正ないし過形成であるが，低形成のこともある．

A. 必須条件（FAB 分類では，1），2）が，WHO 分類では，1）〜4）が必須である）
　1）末梢血と骨髄の芽球比率が 30％未満（WHO 分類では 20％未満）である．
　2）血球減少や異形成の原因となるほかの造血器あるいは非造血器疾患が除外できる．
　3）末梢血の単球数が 1×10^9/L 未満である．
　4）t(8；21)(q22；q22)，t(15；17)(q22；q12)，inv(16)(p13q22) または t(16；16)(p13；q22)の染色体異常を認めない．
B. 決定的基準
　1）骨髄塗抹標本において異形成が，異形成の程度の区分で Low 以上である．
　2）分染法，または fluorescence *in situ* hybridization（FISH）法で骨髄異形成症候群が推測される染色体異常を認める．
C. 補助基準
　1）骨髄異形成症候群で認められる遺伝子変異が証明できる．（例，*TET2* 遺伝子変異，*DNMT3A* 遺伝子変異，*ASXL1* 遺伝子変異，*SF3B1* 遺伝子変異，*TP53* 遺伝子変異など）
　2）網羅的ゲノム解析で，ゲノム異常が証明できる．
　3）フローサイトメトリーで異常な形質を有する骨髄系細胞が証明できる．
　　診断に際しては，1.，2.，3.によって骨髄異形成症候群（不応性貧血）を疑う．A の必須基準の 1）と 2）（WHO 分類では 1）〜 4）のすべて）を満たし，B の決定的基準の 1）（WHO 分類では 1）または 2））を満たした場合，骨髄異形成症候群（不応性貧血）の診断が確定する．A の必須基準の 1），2）（WHO 分類では 1）〜 4）のすべて）を満たすが，B の決定的基準により，骨髄異形成症候群（不応性貧血）の診断が確定できない場合，あるいは典型的臨床像（例えば輸血依存性の大球性貧血など）である場合は，可能であれば C の補助基準を適用する．補助基準は骨髄異形成症候群（不応性貧血），あるいは骨髄異形成症候群（不応性貧血）の疑いであることをしめす根拠となる．補助基準の検査ができない場合や疑診例（idiopathic cytopenia of undetermined significance（ICUS）例を含む）は経過観察をし，適切な観察期間（通常 6 ヵ月）での検査を行う．

FISH：蛍光 *in situ* ハイブリダイゼーション
[骨髄異形成症候群の診断基準と診療の参照ガイド改訂版作成のためのワーキンググループ：骨髄異形成症候群診療の参照ガイド平成 28 年度改訂版，p.4-5，2017 より引用]

4）染色体検査

　骨髄での染色体異常は 50〜70％程度に認められ，5 番染色体欠失（5−），5 番染色体長腕欠失（5q−），7 番染色体欠失（7−），8 番染色体トリソミー（＋8），20 番染色体長腕欠失（20q−）などの頻度が高いとされる．とくに 5q− に関しては **5q−症候群** という診断名がつき，治療方針も他の MDS と異なってくる．

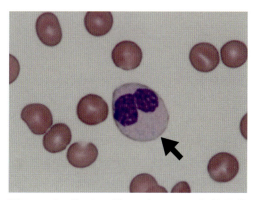
図Ⅲ-1-2 偽ペルゲル・ヒュエット核異常（末梢血）

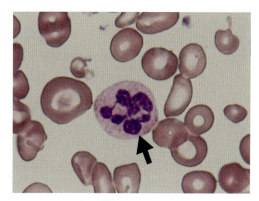
図Ⅲ-1-3 過分葉核好中球（末梢血）

表Ⅲ-1-5 骨髄異形成症候群（MDS）の改訂版国際予後スコアリングシステム（IPSS-R）とリスク分類

予後変数	0	0.5	1	1.5	2	3	4
核型	非常に良好		良好		中間	不良	非常に不良
骨髄芽球比率（%）	≦2		>2〜<5		5〜10	>10	
ヘモグロビン濃度（g/dL）	≧10		8〜<10	<8			
血小板（×10³/μL）	≧100	50〜<100	<50				
好中球数（×10³/μL）	≧0.8	<0.8					

リスク分類	スコア集計
非常に低い	≦1.5
低い	>1.5〜3
中間	>3〜4.5
高い	>4.5〜6
非常に高い	>6

［Greenberg PL et al：Blood 120：2454, 2012 より引用］

C 治療

　MDSの予後予測モデルの1つとして，①骨髄中の芽球割合，②染色体異常の種類，③末梢血での血液細胞数の減少程度を用いた **IPSS（国際予後スコアリングシステム）** がある．2012年にはこれが改訂され **IPSS-R**（revised IPSS）として用いられている（**表Ⅲ-1-5**）．また，WHO分類が使用されている現在では **WPSS（WHO分類準拠予後スコアリングシ**

ステム）も用いられている.

低リスク症例の治療方針

低リスク症例では血球減少に対する治療がまずは検討される．状況に応じて高リスク症例と同様のアザシチジンや同種造血幹細胞移植も考慮する.

1）輸血療法

血球減少に対する支持療法としては輸血療法がある．輸血には赤血球減少に対する濃厚赤血球輸血製剤（RCC），血小板減少に対する濃厚血小板製剤（PC）がある．しかし，赤血球輸血に伴う合併症としては輸血後鉄過剰症があり，血小板輸血に伴う合併症としては抗 HLA 抗体産生による血小板輸血不応などがあるために，その適応については注意が必要である.

2）免疫抑制療法

芽球の増加が認められない低リスクの一部において抗胸腺細胞グロブリンやシクロスポリンによる造血回復が期待される.

3）サイトカイン療法

貧血に対してエリスロポエチン（EPO）投与により一部の例で改善が認められ，輸血回数の減少効果が示されている．日本では 2014 年 12 月にダルベポエチン（ネスプ®）が薬事承認された.

4）レナリドミド

レナリドミド（レブラミド®）はサリドマイドの誘導体で免疫調節などの効果がある．前述の 5q－症候群における血球減少へはレナリドミドの有効性が報告されている.

高リスク症例の治療方針

高リスク症例は血球減少や白血病への進展リスクが高く予後不良であるため積極的な対応が必要とされる.

1）同種造血幹細胞移植

MDS に対する治癒が期待される唯一の治療法である．状況が許せばドナーがみつかりしだい施行することを考慮する．ただし，本治療は侵襲が強いため，高齢者は治療適応とならない場合も多い．日本造血細胞移植学会から発行されているガイドラインにおける MDS に対する移植適応を示す（**表Ⅲ-1-6**）.

2）アザシチジン

アザシチジンは新たに合成される RNA に取り込まれタンパク質の合成を阻害することで殺細胞効果を呈し，新たに合成される DNA に取り込まれることで細胞の分化を誘導し増殖抑制を示す薬剤である．高リスク症例においてはこれまで同種造血幹細胞移植以外に予後を改善させることを証明できた治療法は存在しなかったが，アザシチジンは白血病への進行を遅らせ，QOL を改善し，生命予後の延長につながることを証明した唯一の治療法である．そのため，同種造血幹細胞移植が行われない高リスク症例においては第一選択となる薬剤である.

表Ⅲ-1-6　日本造血細胞移植学会ガイドラインによる MDS に対する移植適応

IPSS	病型	HLA 適合同胞	HLA 適合非血縁	臍帯血移植[*3]
低リスク	RA/RARS[*1]	CO	CO	Dev
中間リスク—1	RA/RCMD/RS[*1]	CO	CO	Dev
	RAEB-1[*1]	CO	CO	Dev
中間リスク—2	RA/RCMD/RAEB-1	S	S	CO
	RAEB-2[*2]	S	S	CO
高リスク	RAEB-1/2[*2]	S	S	CO

S：standard of care，移植が標準治療である．
CO：clinical option，移植を考慮してもよい．
Dev：developmental，開発中であり臨床試験として実施すべき
[*1]：血球減少高度で血液補充療法依存性あるいは重症感染症・出血ハイリスクの症例で，他の保存的治療法無効の場合．
[*2]：染色体異常が good prognosis を示す一部の症例では移植適応を慎重に考慮する．
[*3]：患者年齢，臍帯血細胞数などにより CO または Dev となる．
[日本造血細胞移植学会：造血細胞移植ガイドライン骨髄異形成症候群（成人），p.5，日本造血細胞移植学会，2009 より引用]

表Ⅲ-1-7　IPSS-R による予後

リスクカテゴリ	非常に低い	低い	中間	高い	非常に高い
患者の割合（%）	19	38	20	13	10
生存期間中央値（年）	8.8	5.3	3	1.6	0.8
25%AML 移行期間（年）	NR	10.8	3.2	1.4	0.73

AML：急性骨髄性白血病
NR：not reached（未到達）

治療経過・予後

　MDS は難治性の疾患であり，その予後はいまだ不良である（**表Ⅲ-1-7**）．唯一の治癒を目指せる治療である同種造血幹細胞移植も，その侵襲の強さにより適応は限られるため，移植非適応例には各種治療法を用いて QOL を改善させることが重要である．

患者への教育・注意点

　MDS は診断時の状況により治療方針は大きく異なる．治癒を目指す同種造血幹細胞移植を目指す場合には，移植前後の合併症だけではなく，移植後長期にわたる合併症についても理解する必要がある．同種造血幹細胞移植非適応となる患者については QOL 改善が重要となるために，QOL を悪化させるような感染症を予防することや，貧血，出血症状などに対する適切な対応が行えるように指導する必要がある．

4 | 溶血性貧血

A 病態

溶血性貧血とは

溶血性貧血は，赤血球がなんらかの原因によって破壊されて起きる貧血の総称である．通常貧血と黄疸を認め，しばしば脾腫を認める．

疫学

日本での溶血性貧血全病型の推定患者数は100万人対12〜44人とされており，再生不良性貧血とほぼ同数であり，全貧血の約10％を占めるとされている．通常正球性正色素性貧血のパターンをとる．

発症機序

先天性（遺伝性）もあるが，後天性でも起きる．先天性の原因としては鎌状赤血球症，サラセミア，遺伝性球状赤血球症などがある．また，後天性としては自己免疫性溶血性貧血，発作性夜間ヘモグロビン尿症，バンチ（Banti）症候群，血栓性血小板減少性紫斑病などがある．

また，溶血が起こる場所は血管のなか（血管内溶血）と外（血管外溶血）で分けられる．血管内溶血としては，発作性夜間ヘモグロビン尿症，血栓性血小板減少性紫斑病などが挙げられる．それに対し脾臓などの血管外で起こる血管外溶血は，鎌状赤血球症，サラセミア，遺伝性球状赤血球症，自己免疫性溶血性貧血，バンチ症候群などがあげられる．

症状

貧血の進行速度により貧血症状は異なる．急速に進行する貧血では動悸や息切れなどの貧血症状が強く出るが，緩徐に進行した貧血では体が貧血に適用するために，貧血症状よりも溶血に伴う黄疸や胆石で発見されることもある．赤血球は一般的に脾臓でマクロファージに捕食されており，血管外溶血では脾臓での赤血球破壊が亢進されるため多くの患者で脾腫が起こる．しかし，巨脾をきたすことはまれである．

血管内溶血では尿中にヘモグロビンが出現し，暗赤色やコーラ様の色調と表現される色調の尿が認められる．血管内溶血が大量で急速に起こる際には急性腎不全となることがある．

B 診断

診察の進め方・確定診断の方法

溶血性貧血の検査所見は赤血球の破壊亢進および，貧血を補うための骨髄造血の亢進に

表Ⅲ-1-8　溶血性貧血の診断基準—厚生労働省特発性造血障害に関する調査研究班（平成16年度改訂）

1. 臨床所見として，通常，貧血と黄疸を認め，しばしば脾腫を触知する．ヘモグロビン尿や胆石を伴うことがある．
2. 以下の検査所見がみられる
   1）ヘモグロビン濃度低下
   2）網赤血球増加
   3）血清間接ビリルビン値上昇
   4）尿中・便中ウロビリン体増加
   5）血清ハプトグロビン値低下
   6）骨髄赤芽球増加
3. 貧血と黄疸を伴うが，溶血を主因としないほかの疾患（巨赤芽球性貧血，骨髄異形成症候群，赤白血病，congenital dyserythropoietic anemia（先天性赤血球形成異常性貧血），肝胆道系疾患，体質性黄疸など）を除外する．
4. 1. 2. によって溶血性貧血を疑い，3. によって他疾患を除外し，診断の確実性を増す．しかし，溶血性貧血の診断だけでは不十分であり，特異性の高い検査によって病型を確定する．

よる所見が認められる．診断基準を**表Ⅲ-1-8**に示す．溶血性貧血の診断がついたらさらなる検査により原因疾患を確定していく．

1）発作性夜間ヘモグロビン尿症（PNH）

　造血幹細胞が*PIG-A*（ホスファチジルイノシトールグリカンクラスA）遺伝子に後天的変異を起こし，クローン性に拡大した結果，補体により血管内溶血を起こす疾患である．典型的な症例では血管内溶血により早朝尿がコーラ様の色調を呈する．造血幹細胞レベルでの異常であるため汎血球減少を呈する．

　検査としては低イオン濃度の等張砂糖液のなかで溶血をみる砂糖水試験や弱酸性（pH6.5〜7.0）の条件下において血清中での赤血球の易溶血反応をみるハム（Ham）試験も用いられる．また，PNHは**CD55**と**CD59**などの補体制御タンパクと赤血球を結ぶアンカータンパクに変異が生じるため，フローサイトメトリーでCD55, CD59モノクローナル抗体を用いてPNHタイプ血球を検出する方法が重要である．

2）血栓性血小板減少性紫斑病（TTP）

　フォン・ヴィレブランド因子（vWF）分解酵素である**ADAMTS13**の活性異常により，末梢血管の血管壁に血小板血栓が付着し，閉塞されることによって起こる疾患である．5徴として血小板減少症，溶血性貧血，腎機能障害，発熱，精神症状を呈する．しばしば溶血性尿毒症症候群（HUS）と鑑別が困難な場合がある．

　末梢血中に破砕赤血球（**図Ⅲ-1-4**）の出現が認められる．現時点では保険適用外検査であるが，ADAMTS13活性低下やADAMTS13に対するインヒビターの出現を認める．

3）鎌状赤血球症

　11番染色体上のアミノ酸1つが入れ替わることによって，異常なヘモグロビン（ヘモグロビンS）ができることにより重症の貧血を起こす疾患である．ヘモグロビンSを含む赤血球は変形して鎌状の赤血球となることがあり，とくに感染を起こした際や低酸素状態に

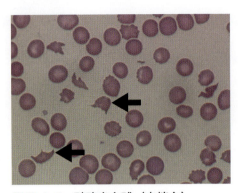

図Ⅲ-1-4 破砕赤血球（末梢血）
断片化した赤血球で，形態は小球状型，三角型，ヘルメット型など多彩である．

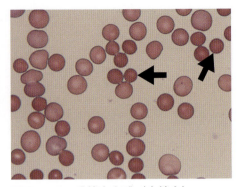

図Ⅲ-1-5 球状赤血球（末梢血）
中央淡明が減少ないし消失した赤血球で，典型的なものは径が小さく全体が濃染している．

なったときにこの形態異常が起きる．貧血以外の症状としては小児期に脾腫を発症する．また鎌状赤血球は黒人に多く発症し，小児期には腕，下肢，指が比較的長くなり，骨と骨髄が変化することにより手足の骨に痛みを生じることがある．常染色体劣性遺伝を示すため，家族歴が重要である．鎌状赤血球試験により診断を行う．

4）サラセミア

ヘモグロビンを構成するグロビン遺伝子の異常によって起こる先天性溶血性貧血である．地中海，亜熱帯アジア地域に多く，地中海貧血という別名をもつ．常染色体優性遺伝による遺伝形式を呈する．異常を起こすグロビンのポリペプチド鎖によりαサラセミア，βサラセミアなどに分類される．

貧血は小球性低色素性貧血で，赤血球の中心部と辺縁が濃く染まりその中間部が薄く染まる標的赤血球（target cell）が認められる．鉄欠乏性貧血と類似した貧血パターンを呈するが，血清鉄，フェリチンは低下しない点が異なる．診断に関してはヘモグロビン分析を行い確定する．

5）遺伝性球状赤血球症

日本での先天性溶血性貧血でもっとも頻度が高い疾患であり，常染色体優性遺伝を呈する．また後天性で遺伝子突然変異により発症する例もある．赤血球の形状が球状となるために，脾臓を通過することができず赤血球が壊れ溶血性貧血症状をきたす．

末梢血の塗沫標本上，小型の球状赤血球（図Ⅲ-1-5）を確認することができる．また，赤血球浸透圧抵抗試験において浸透圧脆弱性の亢進を呈する．

6）自己免疫性溶血性貧血

赤血球膜上の抗原と反応する自己抗体が産生されることにより，赤血球が破壊される疾患である．わが国の推定患者数は100万人あたり3～10人と推定されている．

一般的な溶血の所見に加えて直接クームス試験が陽性となる．

C 治療

主な治療法

重症の溶血性貧血や溶血発作に対しては入院治療が必要である.

1）発作性夜間ヘモグロビン尿症（PNH）

従来はプレドニン®などの免疫抑制療法が行われていたが，補体C5に対するヒト化モノクローナル抗体である**エクリズマブ**（ソリリス®）が保険承認され治療に用いられる．この治療法により本疾患の治療成績は格段に改善したが，隔週での投与継続が生涯必要となってくる．薬剤費が膨大になるので適応を慎重に考慮する必要がある．貧血が高度にみられる症例では赤血球輸血が用いられる．輸血においては洗浄赤血球を用いていたが必ずしも必要ではないとされる.

エクリズマブによる治療経過中に髄膜炎菌感染を起こすことがあるため，投与開始前に髄膜炎菌ワクチン接種が必須である．しかし，ワクチン接種したとしても感染のハイリスクであるため，発熱時には髄膜炎菌感染も念頭においた対応が必要となる.

2）血栓性血小板減少性紫斑病（TTP）

治療としては**血漿交換**が第1選択になる．これにより不足しているADAMTS13を補充し，ADAMTSに対するインヒビターの除去ができる．さらに，これらの病態を引き起こしている異常な免疫を抑制するためにステロイドを併用することが多い．わが国での保険適用はないがリツキシマブ（リツキサン®）の有用性も数多く報告されている．症状は進行性であり，可能な限り早期の治療介入が望まれる．血小板輸血は血小板血栓を助長する可能性があるため，可能な限り行わない.

3）鎌状赤血球症

クリーゼとよばれる急性発作の予防，貧血のコントロール，症状の緩和などを行う．とくに感染症や脱水に対する治療が重要である.

4）サラセミア

根治療法として同種造血幹細胞移植が施行されることもあるが，合併症の問題などがあり対象となる症例は限定される．対症的な治療として貧血に対して赤血球輸血を行う．ただし，頻回の赤血球輸血は鉄過剰症を引き起こすことになる．これに対しては鉄キレート療法として**デフェラシロクス**（エクジェイド®，ジャドニュ®）を用いることで対応する.

5）遺伝性球状赤血球症

貧血が高度となる際には**脾摘術**が唯一の治療法である．ただし脾摘により感染症のリスクが増加するため肺炎球菌ワクチンの接種などの対応が必要となる．基本的に慢性の経過を呈し，予後は良好である.

6）自己免疫性溶血性貧血

副腎皮質ホルモンが有効である．プレドニゾロン（プレドニン®）を開始しHb（ヘモグロビン）値の上昇，網赤血球の低下，ハプトグロビンの上昇などの溶血所見の改善が認められたら徐々に減量する．年齢や全身状態に応じてプレドニゾロンは容量を調節する．予後を規定する要因は多様であるため，初発時に臨床経過を的確に予測することは困難である.

患者への教育・注意点

1）発作性夜間ヘモグロビン尿症（PNH）

PNHはきわめて緩徐に進行し，平均生存期間が32.1年，50％生存が25年とされるが，骨髄低形成進行による出血や感染が主な死因となるため，適切なタイミングでの外来受診，治療介入が必要となる．自覚症状がないからと言って自己判断での通院中断は避けるように指導する．

2）血栓性血小板減少性紫斑病（TTP）

先天性TTPでは，定期的に新鮮凍結血漿の輸注が必要となることもある．不要例であっても感染症を契機にTTPが増悪することがあるため注意が必要である．後天性TTPにおいても寛解後の1年間で約1/3が再燃するとされており，同様に注意が必要である．

3）鎌状赤血球症

血栓症や感染症が問題となることがあるため，適切なタイミングで治療介入できるように指導する．感染症についてはとくに幼児期に肺炎球菌やサルモネラ属菌に対して易感染となるとされ，注意が必要である．

4）サラセミア

病型により予後は大きく変わるため対応が異なる．軽症の場合には無治療経過観察となるが，重症となると治療介入が必要となるため，定期的なフォローの必要性を指導する必要がある．

5）遺伝性球状赤血球症

遺伝性の疾患であるため，子どもにも同様の疾患が起こる可能性について指導する必要がある．

6）自己免疫性溶血性貧血

免疫抑制薬の使用により易感染状態となるため，感染予防が重要である．加えて，免疫抑制薬は内服時間の遵守や食品との相互作用など，内服管理も重要である．薬剤師と協働して内服管理を支援する必要がある．

5 | 巨赤芽球性貧血

A 病 態

巨赤芽球性貧血とは

巨赤芽球性貧血は造血細胞の核酸合成が障害を起こし，細胞核と細胞質との成熟バランスが異常をきたし，巨赤芽球が出現する疾患である．

巨赤芽球の多くは正常な赤芽球に成熟することができず，アポトーシスを起こして骨髄内で崩壊する．これを無効造血という．赤血球に成熟した際にも通常よりサイズが大きくなり，大球性貧血を呈する．無効造血は赤血球系だけではなく好中球系や巨核球系にも生じるために汎血球減少症をきたす．

発症機序

主に**ビタミンB₁₂欠乏**と**葉酸欠乏**で起こり，他に核酸代謝の障害や，骨髄異形成症候群，赤白血病などで起こる．ビタミンB_{12}欠乏は摂食不足（菜食主義者）や吸収障害（悪性貧血，胃全摘，小腸疾患，細菌や寄生虫との競合など）で起こる．葉酸欠乏は摂取不足（偏食など），吸収障害，需要の増大（妊娠，悪性腫瘍など）が原因となる．日本における巨赤芽球性貧血の大部分はビタミンB_{12}欠乏によるものである．

1）ビタミンB₁₂欠乏

ヒトは体内でビタミンB_{12}を合成できないために食物から補給しなければいけない．

1日分の食物中に含まれるビタミンB_{12}は約10～30 μgとされており，そのうち約30％が吸収される．体内の貯蔵量は約5 mgとされており，体内貯蔵量が1/10の0.5 mg以下になると巨赤芽球性貧血を発症するとされる．主に肝臓に貯蔵されており，肝臓内貯蔵量が枯渇するには平均で5～6年程度かかる．ビタミンB_{12}は動物性食品に含まれており，通常の食事摂取を行っているヒトではビタミンB_{12}欠乏を起こすことはないが，厳密な菜食主義者では本疾患が起こることがある．

原因疾患のある巨赤芽球性貧血では，**胃全摘後**，**悪性貧血**が多くみられる．

①胃切除後

胃切除により胃粘膜から分泌される内因子が不足することによりビタミンB_{12}吸収障害が起こり貧血を発症する．胃全摘術後には貧血発症までに2～10年，平均5～6年を要し，全例で発症する．胃部分切除での発症例は1～2％程度とされる．

②悪性貧血

胃粘膜の萎縮のため胃酸，内因子が作れなくなることによりビタミンB_{12}吸収障害が起こり貧血を発症する．患者血清中に抗内因子抗体，抗胃壁細胞抗体などの自己抗体が検出されることより自己免疫異常が原因とされる．

2）葉酸欠乏

葉酸の1日の需要量は約50 μgであるが，加熱調理に対して不安定で利用率も悪いために，400 μgの摂取が必要とされている．貯蔵量は5～10 mgで，主な貯蔵場所は肝臓である．新鮮な野菜や果物に多く含まれる．妊娠や炎症，悪性疾患などに際して需要は3～6倍に増大する．通常の食生活での葉酸欠乏はまれであるが，妊娠時，アルコール中毒，抗てんかん薬，経口避妊薬服用者では葉酸欠乏症をきたすことがある．

葉酸は体内の貯蔵量に対して必要量が比較的多いので，摂取不足や吸収障害が持続するような際には4ヵ月程度で葉酸欠乏を起こすとされる．

疫 学

日本の調査研究では，悪性貧血61％，胃切除後ビタミンB_{12}欠乏34％，その他のビタミンB_{12}欠乏2％，葉酸欠乏2％とビタミンB_{12}欠乏の頻度が高い．悪性貧血の発症頻度は北欧・米国白人に多く，10万人あたりの年間発症率は10～50人とされているが，日本を含むアジアでは1～5人と発症率は低い．高齢者に多く発症のピークは65歳とされている．胃全摘術後では発症までに5～6年を要する．

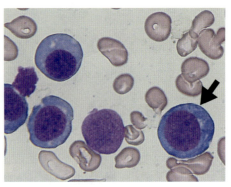

図Ⅲ-1-6 巨赤芽球（骨髄）
赤芽球の分裂異常によって通用の赤芽球よりも大きい巨赤芽球が認められる

症状

　一般的に貧血はゆっくりと進行するため，ときには高度となってから自覚症状として現れることが多い．一般的な貧血症状に加えて，味覚障害，食欲不振，舌の痛みや発赤（**ハンター[Hunter]舌炎**）などの症状が認められる．

　若年者では白髪，無月経が初発症状として認められることがある．ビタミン B_{12} の欠乏では神経症状をきたすことがあり，四肢のしびれ，知覚鈍麻，歩行障害といった症状が起こる（**亜急性連合脊髄変性症**）．骨髄での無効造血を反映して黄疸が認められることがある．

　妊娠中に葉酸が欠乏すると，胎児の神経管欠損や他の脳障害のリスクが高まる．

B 診断

診察の進め方・確定診断の方法

1）末梢血所見

　末梢血ではMCVが高値，MCHCが基準値を示す大球性正色素性貧血を呈する．RDW（赤血球容積分布幅）は高値となることが多く，RDW基準値であるMDSとの鑑別に有用なことがある．白血球減少や血小板減少を伴うことが多く汎血球減少症となる．塗沫標本では赤血球の大小不同や種々の奇形赤血球が認められる．好中球は過分葉好中球が増加する．

2）骨髄所見

　骨髄では一般的に過形成を呈し，とくに赤芽球系過形成を示す．巨赤芽球の存在は特徴的な所見である（**図Ⅲ-1-6**）．

3）血清生化学所見

　血清生化学所見としては，無効造血を反映して尿および便中のウロビリノーゲン排泄量増加，血清間接ビリルビン増加，血清LDH（乳酸脱水素酵素）増加，血清ハプトグロビン

減少などが起こる.

悪性貧血ではシリング試験（ビタミン B_{12} 吸収試験）低値，血清内因子抗体陽性（40％），抗胃壁細胞抗体陽性（60％）などが認められる.

C 治 療

主な治療法

1）ビタミン B_{12} 欠乏

極端な偏食による摂取不足の場合は食生活の是正で改善する.

胃全摘後や悪性貧血のような吸収障害があるような病態に対しては原則としてビタミン B_{12} 製剤の非経口投与を行う. 投与スケジュールは規定されていないが，投与開始時は連日〜週2回程度で数週間投与したのちに，2〜3ヵ月に1回程度の維持療法に移行する. 吸収不全の場合には根本的な治療が困難であるため，補充療法の継続が必要となる.

現在はこれらの対応で予後は良好な疾患である. 病態を考えるとビタミン B_{12} は非経口が原則として考えられていたが，近年では経口投与を行っても非経口投与と比べて差がないとされる.

2）葉酸欠乏

葉酸製剤の内服により葉酸が組織に補給されると貧血の改善にいたる.

治療経過・予後

予後は良好であるが，前述のとおり吸収不全などにより治療継続が必要な場合がある.

患者への教育・注意点

前述のように治療は長期にわたる場合があるが，注射による治療は出血，疼痛や頻回の通院など患者負担が大きいため患者に治療の必要性を十分に理解してもらう必要がある.

また，長期の治療継続を阻害する因子の有無について確認し，必要時には多職種で支援する.

6 血球貪食症候群

A 病 態

血球貪食症候群（HPS）とは

血球貪食症候群（HPS）または血球貪食性リンパ組織症（HLH）は，なんらかの原因により本来病原体を排除する機序を担う免疫機構に異常が起こり，マクロファージや組織球などの免疫を担当する細胞が骨髄，脾臓などのリンパ網内系組織で白血球，赤血球，血小板を貪食する所見が認められ，汎血球減少や種々の臓器障害をきたす疾患である. 1次性

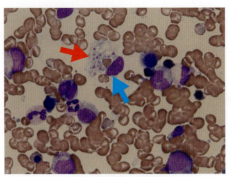

図Ⅲ-1-7　血球貪食像（骨髄）
マクロファージ（赤矢印）が赤血球（青矢印）を貪食している．

（原発性）と2次性（反応性）がある．

疫学

日本の報告で原因別にみると，感染症53.1％，リンパ腫19.0％，自己免疫疾患9.3％と報告されている．感染性のうちエプスタイン・バー（Epstein-Barr：EB）ウイルスによるものが最多で54.2％を占めている．発症年齢は15歳未満が56.4％を占め，若年者に発症しやすい疾患である．

症状

抗菌薬に不応の発熱，肝脾腫，リンパ節腫脹などを起こす．

B　診断

診察の進め方

原因不明の発熱，全身倦怠感などを主訴として外来受診することが多く，血液生化学検査，骨髄検査などで診断される．また，家族歴がある場合には1次性を疑う．

末梢血中では汎血球減少をきたし，他に**凝固異常，肝機能障害，高トリグリセリド血症，高フェリチン血症，高可溶性IL-2（インターロイキン-2）受容体血症**が認められる．

骨髄では活性化したマクロファージによる**自己血球の貪食像**が認められ（**図Ⅲ-1-7**），とくに赤血球を貪食するマクロファージが増加することが多い．**表Ⅲ-1-9**に診断基準を記す．

C　治療

主な治療法

HPSの治療は，①活性化したT細胞，マクロファージ，組織球を抑制する，②それらを

表Ⅲ-1-9　診断基準

以下の 1，2 のいずれかを満たせば HPS/HLH と診断できる
1．HPS/HLH もしくは XLP の分子診断が得られる．
2．A の 4 項目中 3 項目以上を満たし，かつ，B の 4 項目中 1 項目以
　　上を満たす．C の項目に関しては HPS/HLH の診断を支持する．
　　　A：a　発熱
　　　　　b　脾腫
　　　　　c　2 系統以上の血球減少
　　　　　d　肝炎様所見
　　　B：a　血球貪食像
　　　　　b　フェリチン上昇
　　　　　c　可溶性 IL2R 上昇
　　　　　d　NK 細胞活性の低下または消失
　　　C：a　高トリグリセリド血症
　　　　　b　低フィブリノゲン血症
　　　　　c　低ナトリウム血症

XLP：X 連鎖リンパ増殖症候群
〔Filipovich AH：Hemophagocytic lymphohistiocytosis（HLH）and related dis-
orders. Hematology Am Soc Hematol Educ Program, p.127-131, 2009 より引用〕

活性化する原因を除去する，③背景にある先天性疾患の治療を行う，ことである．

①では，ステロイド，シクロスポリン，抗胸腺グロブリン，大量免疫グロブリンを用い
た治療が行われる．軽症の場合はこれらの治療のみで軽快が得られる．場合によっては無
治療でも改善することがある．

②は，薬剤性の場合は原因薬剤の中止，感染を契機としている場合には抗菌薬，抗ウイ
ルス薬の使用が行われる．リンパ腫などの悪性疾患に続発するものに対してはその悪性疾
患に対する治療が行われる．化学療法抵抗例に対しては同種造血幹細胞移植が施行されて
いる．

③は，同種造血幹細胞移植が根本的治療として施行されている．

治療経過・予後

以前は予後不良の疾患であったが，同種造血幹細胞移植を積極的に行うようになり，小
児 HPS/HLH では全体の 3 年生生存率が 55％程度まで改善しているという報告がある．成
人 HPS/HLH の大規模な報告は少ない．急激に進行する場合や症状が強い場合には小児
HPS/HLH に準じた治療をすることとなる．

患者への教育・注意点

良性疾患を原因として HPS/HLH が発症することも多く，抗がん薬や同種造血幹細胞移
植を行うことに対して理解を得るのが難しいことがあるため，その必要性については十分
に説明する必要がある．

2 | 白血病と骨髄増殖性疾患

1 | 急性白血病

A 病態

急性白血病とは

　急性白血病とは，分化の途中段階にある未熟な血液細胞が腫瘍化し，骨髄中で無制限に増殖するものである．その結果，正常な血液細胞の増殖は抑制され，貧血や血小板減少，顆粒球減少をきたす．白血病細胞は，末梢血中にも出現し，さらに全身諸臓器に浸潤していく．

分類

　白血病細胞がリンパ系細胞の性質を有しているものを急性リンパ性白血病（ALL）といい，顆粒球や単球系，赤血球系，血小板系など，非リンパ系細胞の性質を有しているものを急性骨髄性白血病（AML）という．

　AML と ALL は，後述する各種の検査結果をもとに，さらにいくつかの亜型（サブタイプ）に分類される．分類には，FAB 分類（**表Ⅲ-2-1**）と WHO（世界保健機関）分類（**表Ⅲ-2-2**）とがある．WHO 分類は，治療関連白血病などのより広い範疇の白血病を含めて新たに作成されたものである．

疫学

　急性白血病の発症頻度は，人口 10 万人に対して約 5 人である．成人においては，ALL に比べ AML の頻度が高く，急性白血病の約 3/4 を占める．

発症機序

　増殖能を有する未分化な段階の造血細胞において，細胞の分化や増殖・生存に関与する遺伝子に異常が生じ，その結果として，その異常な造血細胞がクローン性に自律増殖するために発症すると考えられる．

　さまざまな要因が複雑にからみ合って，白血病へと進展していくものと考えられる．以下の因子があげられる．

表Ⅲ-2-1　急性白血病の FAB 分類のまとめ

急性骨髄性白血病	M0	もっとも未分化な急性骨髄性白血病	骨髄中に成熟傾向のない芽球が増加しており，芽球のペルオキシダーゼ陽性率は3%未満だが電顕で検索すると陽性のことがある．CD13 あるいは CD33 が陽性．
	M1	分化傾向のない急性骨髄芽球性白血病	骨髄中に成熟傾向のない芽球が増加しており，芽球の3%以上はペルオキシダーゼ陽性．
	M2	分化傾向のある急性骨髄芽球性白血病	前骨髄球以上にも分化しうる白血病細胞が芽球を主体に増加．
	M3	急性前骨髄球性白血病	白血病細胞の大部分は異形成の強い前骨髄球．芽球も増加する．
	M4	急性骨髄単球性白血病	白血病細胞は顆粒球系と単球系の両者の性質を有しており，両系への分化傾向を示す．エステラーゼ二重染色が陽性．好酸球の増加をともなっているものを M4Eo とよぶ．
	M5	急性単球性白血病	白血病細胞の分化傾向が乏しく未分化な単芽球がおもに増加する M5a と，単球への分化傾向を有する M5b に分けられる．ともに非特異的エステラーゼ反応が陽性，M5a はペルオキシダーゼ反応が陰性のことが多い．
	M6	赤白血病	異形成のある赤芽球が主体に増加し，骨髄中の有核細胞の50%以上を占める．芽球も増加している．
	M7	急性巨核芽球性白血病	芽球はペルオキシダーゼ反応陰性，GPⅡb/Ⅲa 陽性で，電顕上，血小板ペルオキシダーゼ陽性．
急性リンパ性白血病	ペルオキシダーゼ陽性芽球は3%未満で，白血病細胞の形態学的特徴により右の3型に分類される．	L1	芽球の形態は小型で均一，核のかたちは規則的．細胞質はせまい．
		L2	芽球の形態は大型でさまざま，核のかたちは不規則，細胞質は広い．
		L3	芽球の形態は大型で均一，核のかたちは円形か楕円形．細胞質は広く空胞がめだつ．バーキット型 ALL とよばれる．

表Ⅲ-2-2　急性白血病の WHO 分類のまとめ

AML	ALL
1．特定の遺伝子異常をもつ AML 　　：t(8；21) をもつ AML，t(15；17) をもつ AML など 2．骨髄異形成変化（血球形態異常）を伴う AML 3．治療関連 AML 4．その他の AML（カッコ内に FAB 分類の対応を示す） 　　：最未分化型（M0），未分化型（M1），分化型（M2），急性骨髄単球性白血病（M4），急性単球性白血病（M5），急性赤白血病（M6），急性巨核芽球性白血病（M7）など	1．未熟なリンパ系腫瘍 　・B リンパ芽球性白血病（特定の遺伝子異常をもつものと，もたないものに分類） 　・T リンパ芽球性白血病 2．成熟 B 細胞腫瘍 　・バーキット（Burkitt）型 ALL

①ウイルス

HTLV-1（ヒトT細胞白血病ウイルス1型）は，成人T細胞白血病・リンパ腫の発症に関与する．

②放射線

広島への原爆投下で，爆心地より1,000 m以内の被爆者における急性白血病の発症率は，非被爆者に比して46倍を示している．

③化学薬物

炭化水素，キレート作用を有する抗がん薬など．細胞毒性をもつ化学療法薬や放射線によって造血細胞の遺伝子異常が惹起されることによって発症する治療関連AMLも知られる．すべての化学療法薬で起こりうるが，とくにアルキル化薬（シクロホスファミド，メルファランなど）や，トポイソメラーゼII阻害薬（エトポシド，アントラサイクリン系抗腫瘍薬など）などの使用後に多い．

④先天異常

ダウン（Down）症候群に代表される染色体異常や遺伝子異常を有する先天性疾患には，白血病を合併する頻度の高いものがある．

B 診 断

診察の進め方

発熱や貧血症状，出血症状などから急性白血病を疑い，確定診断のために血液検査と髄液検査を行う．

1）末梢血所見

①白血病細胞の出現

健常者では分化途上にある，まだ十分成熟していない細胞が白血球分画上で認められることはまずないといってよい．未熟な白血病細胞が末梢血液中に出現すると，白血球分画上で芽球の出現として認識される．M3では異常な前骨髄球の増加が認められる（図III-2-1）．白血病細胞が分化傾向を有している場合には，それ以降の分化段階の細胞も出現することになる．またM6では骨髄芽球とともに，赤芽球の出現を認める．

②血球数の変化

白血球総数は増加も減少も起こる可能性があり，これは白血病細胞が末梢血液中に多数出現する場合と，あまり出現しない場合があるためである．さらに，正球性正色素性貧血，血小板減少を認める．

③白血病裂孔

白血病の進行とともに正常の成熟した顆粒球は減少していくが，その過程でM1など未熟な芽球のみが増加する白血病の場合は，残存する成熟好中球と増加する芽球との間の，中間の成熟段階の細胞が白血球分画上認められず，これを白血病裂孔という．

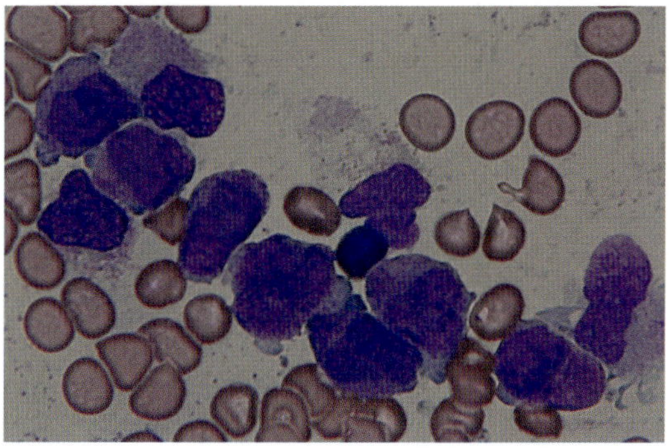

図Ⅲ-2-1 **急性前骨髄球性白血病（M3）の末梢血液像（メイ-ギムザ染色）**
前骨髄球は顆粒球系細胞の分化途上において認められる細胞で，細胞質内に赤紫色に染色されるアズール顆粒を豊富に含んでいることが特徴である．M3症例においては，不正な形態をした前骨髄球（白血病細胞）が末梢血や骨髄中に増加する．

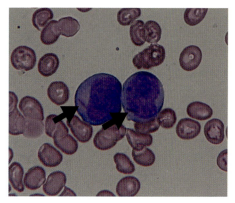

図Ⅲ-2-2 **アウエル小体を有する芽球（白血病細胞）**
アウエル小体（矢印）は，電子顕微鏡で観察するとアズール顆粒の集合体であることがわかる．

2）血液生化学検査

①血清尿酸値とLDH（乳酸脱水素酵素）値の上昇

体内で増加した白血病細胞の細胞崩壊による．

②血清・尿中リゾチームの増加

単球性白血病（M4, M5）で認められる．

3）骨髄所見

①一般所見

骨髄は通常，有核細胞数が増加し，過形成を呈する．白血病細胞（異常な芽球）の増加と，正常の白血球系の細胞や赤芽球，巨核球の減少が認められる．

②アウエル小体

採取した末梢血や骨髄血は，塗抹標本としてメイ-ギムザ（May-Giemsa）染色を施して観察するが，骨髄性の白血病細胞の場合は，細胞質に赤い髪の毛のような構造物がしばしば認められる．これを**アウエル（Auer）小体**とよび，骨髄性であることの指標の1つとなる（図Ⅲ-2-2）．

③ドライ・タップ

骨髄において細胞数がいちじるしく増加している場合や，骨髄の線維化を伴っている場合には，骨髄穿刺の際に骨髄血が吸引できないことがあり，この現象を**ドライ・タップ（骨髄吸引不能）**とよんでいる．M7やALLでは，しばしば骨髄が線維化する．ドライ・タップを呈する場合には，骨髄生検が必要である．

4）細胞組織化学的検査

①ペルオキシダーゼ反応

塗抹標本を用いて白血病細胞内の**ペルオキシダーゼ**という酵素活性の有無を検索し，白血病細胞が骨髄性かリンパ性か鑑別する．ペルオキシダーゼ反応陽性なら骨髄性であると

いえるが，骨髄性でもペルオキシダーゼ反応陰性のことがある（M0，M5a，M7）．M0やM7では後述する細胞表面抗原解析や，電子顕微鏡による検索を行い，診断を確定させる．

②非特異的エステラーゼ染色

M4やM5では，単球系細胞を検出する**非特異的エステラーゼ染色**が陽性となり診断上有用である．M4では，非特異的エステラーゼ染色とともに，顆粒球系細胞を検出する**特異的エステラーゼ**も同時に染色する**エステラーゼ二重染色**が陽性となる．

③PAS染色

正常の赤芽球は**PAS（過ヨウ素酸シッフ）染色**を施しても染まらないが，M6の患者で認められる異常な赤芽球はPAS染色で赤く染まる．

5）細胞表面抗原解析

各血球系統の細胞は，それぞれの血球系統に特有の性質（**分化抗原**）を細胞表面に有しており，白血病細胞においてもこの細胞表面の分化抗原を調べることで，その白血病細胞がどの血球系統に属しているのかがわかる．各抗原は**CDナンバー**という統一された番号で表記されることが多く，たとえば骨髄系であることを示す抗原（マーカー）は，CD13やCD33などが代表的である．M7を疑った場合は巨核球系のマーカーであるGPⅡb/Ⅲa（CD41/CD61）複合体を検索する．リンパ系にもB細胞系とT細胞系それぞれに特有なマーカーがある．

細胞表面抗原解析には，それぞれの抗原に対する蛍光色素標識抗体を検体の細胞に反応させたのち，装置を用いてレーザー光線を照射して抗体陽性細胞を検出する**フローサイトメトリー法**が有用である．

6）染色体・遺伝子検査

白血病細胞には，さまざまな染色体異常が認められることがあり，これに伴う遺伝子変異は，白血病の発症や進展にかかわっている．染色体異常や遺伝子変異のなかには，頻度が高く認められ，治療反応性や予後の予測に役立つものがあり，さらに後述するように急性前骨髄性白血病（M3）のように治療法を規定するものもあり，重要な検査である．急性白血病で認められる代表的な染色体異常と遺伝子変異を以下に示す．

①t(15；17)

15番染色体と17番染色体の**相互転座**（2つの染色体の一部が，それぞれ他方の位置に入れ替わる現象）で，結果として*PML-RARα*融合遺伝子が形成される．M3のほとんどの症例に認められ，M3の発症・進展に深く関与している．この染色体異常・遺伝子変異を有するM3では，**全トランス型レチノイン酸（ATRA）**や**亜ヒ酸**，タミバロテンの効果が期待できる（後述）．

②t(8；21)

M2症例の30〜40%に認められ，結果として*AML1-ETO*融合遺伝子が形成される．この染色体転座を有するAMLの予後は比較的良好である．

③t(9；22)

成人ALL症例の25%に認められ，本転座によって**フィラデルフィア（Ph）染色体**とよばれる異常な染色体が生じる．これは，転座によって長腕の短くなった異常な22番染色体

のことで，22q-と表記される（フィラデルフィア染色体には*BCR-ABL*融合遺伝子が形成され，その遺伝子産物であるチロシンキナーゼという酵素が白血病細胞の増殖を促進する．フィラデルフィア染色体，*BCR-ABL*融合遺伝子の詳細については，慢性骨髄性白血病の項を参照されたい）．

④FLT3-ITD

成人 AML の約 1/3 の症例に認められ，*FLT3*遺伝子の JM（膜近傍）領域周辺に起きる internal tandem duplication（ITD，ある部分の配列が重複する現象）変異である．本来 FLT3 は正常な造血細胞に発現している受容体型チロシンキナーゼだが，この変異があると恒常的に白血病細胞が活性化されるようになる．この変異がある場合は治療抵抗性であることが多い．現在 FLT3 阻害薬の開発が進行中であり臨床応用が待たれる．

7）電子顕微鏡による検索

白血病細胞内のミエロペルオキシダーゼ陽性顆粒が少ないと，光学顕微鏡による観察では陰性と判断される場合がある．このようなケースでは電子顕微鏡による検索が有用である．また，電顕による血小板ペルオキシダーゼの検出は，M7 の診断に有用である．

C　治　療

主な治療法

急性白血病と診断後，できるだけすみやかに寛解導入療法を開始する．寛解導入療法によって体内の白血病細胞が十分に減少すると，骨髄中では芽球が 5％未満となり，末梢血中から白血病細胞は消失する．髄外白血病が存在していた場合には，これも改善する．さらに正常造血が回復する結果，好中球数や血小板数，さらには貧血の改善も得られるようになる．この状態を完全寛解（CR）という．完全寛解に到達したら，患者の症状や病状は著明に改善するが，白血病細胞が体内から完全に消失したわけではなく，このまま治療をやめてしまうと再発することが多いので，次のステップとして寛解後療法に進む．

寛解後療法には，地固め療法や維持療法，強化療法，造血幹細胞移植があるが，最近の傾向として，地固め療法を強力にすることで維持療法は省略されることが多い．また，化学療法を遂行していくためには，輸血療法や感染症などの合併症に対する治療，抗白血病薬の副作用（薬物有害反応）に対する処置などの支持療法が不可欠である．急性白血病の治療経過の一例を図Ⅲ-2-3 に示す．

1）寛解導入療法

体内の白血病細胞をできるだけ減らして完全寛解（CR）状態に導入するのを目的とした治療である．通常は抗白血病薬を組み合わせる強力な化学療法を施行するが，M3 に対してのみ，ビタミン A の誘導体である全トランス型レチノイン酸（ATRA）（ベサノイド®）を主体とする化学療法が第一選択となっている．治療が有効に作用すると，治療終了後に正常造血が回復して，輸血が不要になり，好中球数も増加する．そして，骨髄穿刺を行って治療の評価を行い，CR に到達していれば寛解後療法に進む．CR に到達していない場合には，再度寛解導入療法を行うのが基本である．

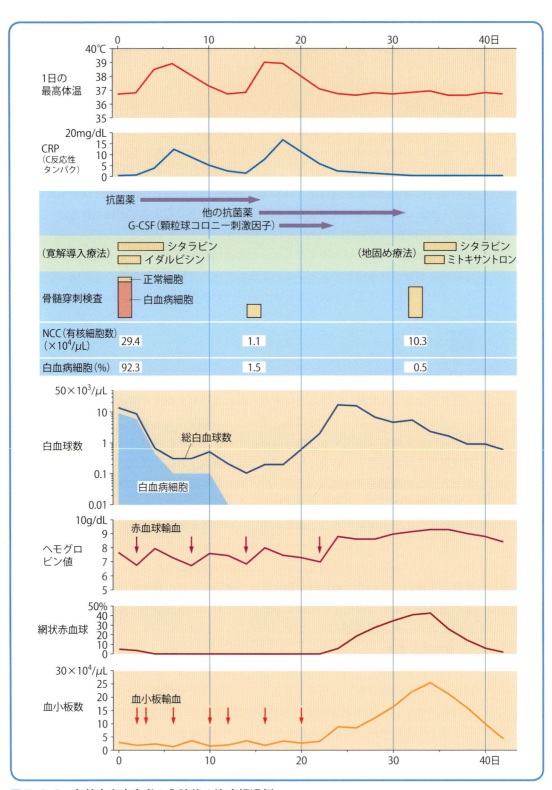

図Ⅲ-2-3　急性白血病患者の入院後の治療経過例

①M3 以外の急性骨髄性白血病に対する寛解導入療法

65 歳未満の若年成人においては，シタラビンの 7 日間持続点滴に，アントラサイクリン系薬剤であるダウノルビシン（ダウノマイシン®）の 5 日間静脈内投与あるいはイダルビシン（イダマイシン®）の 3 日間静脈内投与を組み合わせる治療法が標準的である．これにより，70〜80％の症例が CR に到達する．65 歳以上の高齢者では，心臓や腎臓などの臓器の機能低下といった患者側要因があることが多いために，若年成人と同じ治療を実施できないことも多い．このため，高齢者では個々の症例で，投与量を減量するなどの治療プランを立てる必要がある．この点は，以下の M3 や ALL でも同様である．

②M3 に対する寛解導入療法

染色体異常の t(15；17) を有する典型的な M3 の症例においては，ATRA の連日経口投与に，初診上の白血球数に応じてアントラサイクリン系薬剤（ダウノルビシンあるいはイダルビシン）を併用するか，さらにシタラビンを併用する治療法が標準的となっている．これらの治療により，90〜95％の症例で CR が得られる．ATRA は，白血病細胞の *PML-RARα* 融合遺伝子に作用することにより白血病細胞の分化誘導を促す（分化誘導療法）．分化した白血病細胞は増殖能を失い，細胞死（アポトーシス）を迎える．

このように ATRA はとても有効な治療薬であるが，注意すべき副作用として分化症候群（レチノイン酸症候群）がある．ATRA による白血病細胞の分化誘導に伴って，さまざまなサイトカインが放出されることなどにより，呼吸困難，血圧低下，肺浸潤影，胸水などの急性呼吸窮迫症候群（ARDS）に類似した症状・所見が出現して，重篤な場合には多臓器不全にいたるものである．分化症候群が疑われたら，ただちに ATRA を休薬するとともに，ステロイドの投与を考慮する．分化症候群が改善すれば，化学療法は再開可能である．ATRA のその他の副作用として，皮層・口唇の乾燥や皮膚炎，胃腸障害，高トリグリセリド血症，肝障害などがある．

③ALL に対する寛解導入療法

アントラサイクリン系のドキソルビシン（アドリアシン®），あるいはダウノルビシン（ダウノマイシン®）に，ビンクリスチン（オンコビン®）とプレドニゾロンを併用する化学療法が用いられることが多い．これに，シクロホスファミド（エンドキサン®）や L-アスパラギナーゼ（ロイナーゼ®）などを加える場合もある．これらの化学療法により，70〜80％の症例が CR に到達する．また，Ph 染色体陽性 ALL においては，これらの化学療法にチロシンキナーゼ阻害薬を併用することで治療成績の改善が得られている．

2）寛解後療法

①地固め療法

CR 到達後，地固め療法とよばれる治療に移行する．体内に残存している白血病細胞をさらに減少させることを目的としている．M3 以外の若年成人 AML では，シタラビンとアントラサイクリン系薬剤の併用療法を 4 コース実施するか，シタラビンの大量療法を 3 コース実施するのが標準的である．M3 では，アントラサイクリン系薬剤の投与を基本としていて，ATRA やシタラビンを併用する場合もあり，いずれも治療成績は良好である．ALL では，寛解導入療法で用いた薬剤も含め，多くの異なる作用機序を有する薬剤を用い

る多剤併用療法を実施する．Ph 陽性染色体 ALL では，チロシンキナーゼ阻害薬を併用した化学療法が行われる．

②維持・強化療法

　地固め療法後に，CR の維持を目的とする維持療法が行われる場合がある．さらに，維持療法に比して，より多めの化学療法薬を用いる強化療法が行われることもある．

　M3 以外の若年成人 AML では，シタラビンとアントラサイクリン系薬剤の併用による地固め療法を 4 コース実施した症例において，維持療法を実施した症例と実施しなかった症例の治療成績に有意差がないことから，維持・強化療法は実施されないことが多い．

　M3 では，*PML-RARα* 融合遺伝子を指標として微小残存病変の有無をチェックしつつ約 2 年間の外来での維持療法が行われる．

　ALL に対しては 6-メルカプトプリンとメトトレキサート（メソトレキセート®）の内服による維持療法を数年実施する．ビンクリスチンや副腎皮質ステロイドを併用する場合もある．Ph 陽性染色体 ALL では，チロシンキナーゼ阻害薬を併用する化学療法とともに，移植可能症例においては造血幹細胞移植の実施を考慮する．

③造血幹細胞移植

　もう 1 つの重要な寛解後療法として，造血幹細胞移植がある．AML も ALL も，上記のような化学療法による寛解後療法を施行するにもかかわらず，再発する症例もある．したがって，化学療法のみでは長期予後が期待できない症例や，再発リスクの高い症例に造血幹細胞移植が行われる場合がある．成人急性白血病に対する造血幹細胞移植には，現在，自家あるいは同種の骨髄移植と末梢血幹細胞移植，そして臍帯血移植がある．造血幹細胞移植の詳細は第 5 章を参照されたい．患者の年齢や予測される予後，白血病のサブタイプや病期（何回目の再発か寛解か），ドナーとの移植適合性や移植関連合併症の発症リスクなどを慎重に検討のうえで行う必要がある．

3）中枢神経系白血病の予防・治療

　中枢神経系への白血病細胞の浸潤が発症時や経過中に認められることがある．髄膜に浸潤すると，頭痛や悪心，項部硬直といった髄膜刺激症状が認められる．脳や脊髄へ浸潤した場合には，顔面や外眼筋の麻痺や，手足のしびれなど，浸潤部位に関連した症状が出現する．ALL に多く認められるため，ALL では症状がない場合でも中枢神経系白血病の予防を行う．予防・治療は，メトトレキサート（メソトレキセート®）の髄腔内投与に，頭蓋への放射線照射や，中枢神経系への移行をねらったメソトレキセート®あるいはシタラビンの大量投与を組み合わせて実施される．

4）非寛解例（難治例）や再発例に対する治療（サルベージ療法）

　寛解導入療法で CR に到達しない症例や，CR に到達後に再発をきたした症例は，再発・難治例としてサルベージ療法（救援化学療法）を実施する必要がある．ATRA を含めた化学療法で CR に導入された M3 の再発症例においては，亜ヒ酸や，タミバロテンが有効である．M3 以外の AML や ALL 症例では，確立した標準なサルベージ療法はなく，個々の症例の全身状態や治療経過などに応じて，さまざまな作用機序の異なる化学療法薬を組み合わせた治療法や，シタラビン大量療法などが選択される．造血幹細胞移植も，可能な症

例では積極的に検討する.

5）支持療法

多剤併用化学療法を施行すると，白血病細胞のみならず，正常の造血細胞もダメージを受け，その数が減少する．このため，化学療法の遂行には支持療法が不可欠である．貧血や血小板減少に対する成分輸血，好中球減少時の顆粒球コロニー刺激因子（G-CSF）の投与，感染症合併時の抗菌薬投与，抗白血病薬投与に際しての副作用対策，造血幹細胞移植時などにおける無菌状態での患者管理などがこれにあたる．

副作用とその治療・対応

1）骨髄抑制

従来からの抗がん薬（シタラビンやアントラサイクリン系薬剤など）やチロシンキナーゼ阻害薬などの新規治療薬の重要な副作用として骨髄抑制があげられる．骨髄抑制とは治療に伴い，骨髄中の正常造血幹細胞が抑制されて治療を行うごとに一定期間，貧血や白血球減少，血小板減少が出現する現象である．治療開始から10〜14日後に出現してくることが多い．

貧血に関しては適宜赤血球輸血による支持療法にて対応することが多いが，転倒から外傷と重篤な合併症につながるリスクが高いため，ヘモグロビン濃度は約7 g/dL程度は治療期間中でも維持するようにする．

白血球減少に対しては正常顆粒球を刺激して白血球数を増加させるG-CSF（顆粒球コロニー刺激因子）が使用可能である．とくにALLなどのリンパ系腫瘍の治療時には積極的に用いるが，AMLなどの骨髄系腫瘍の治療時にはG-CSFが白血病細胞を刺激し増悪させてしまう症例も認められることから，重症感染症合併例や高齢症例を除いて，G-CSFはなるべく使用しない傾向である．このようなG-CSF製剤を使用しても好中球減少時期が数週間持続することもあり，この時期に発熱を認める場合を発熱性好中球減少症（FN）とよぶ．

発熱性好中球減少症時に初期対応が遅れると菌血症から敗血症に容易にいたり，ときに敗血症性ショックから致死的になることもあることから，もし38℃以上の発熱が認められるようであれば，各種培養検査をすみやかに提出後に，第4世代セフェム系抗菌薬やカルバペネム系抗菌薬などの強力な抗菌薬投与を開始すべきである．

2）悪心・嘔吐などの消化器症状

抗がん薬の副作用として，悪心・嘔吐などの消化器症状がよく知られている．悪心も持続することで食欲不振から治療継続困難となる症例もみられ，催吐リスクの高い抗がん薬に関しては積極的に制吐薬を使用するべきである．

3）脱 毛

とくにAMLやALLの治療に用いられるシタラビンやアントラサイクリン系薬剤使用時は脱毛は必発である．治療開始後すぐではなく2週間後くらいからまばらに脱毛が出現し，治療が進行するに従い少しずつ脱毛が進む．治療終了後には再び頭髪が数ヵ月かけて生えそろってくる．

表Ⅲ-2-3　急性白血病の予後因子

分類	予後因子
M3 以外の AML	①年齢：高齢者は予後不良 ②全身状態：不良だと予後も不良 ③初診時白血球数：多い症例は予後不良 ④白血病細胞の形態：形態異常のある症例は予後不良 ⑤FAB 分類：M0, M4, M5, M6, M7 などは予後不良 ⑥発症様式：2 次性白血病は予後不良 ⑦染色体：t(8；21), t(15；17) などは予後良好 ⑧遺伝子異常：*FLT3*-ITD という変異を有する症例は予後不良
M3	初診時白血球数が多く，血小板数が少ない症例は予後不良
ALL	①年齢：35 歳以上は予後不良 ②初診時白血球数：多い症例は予後不良 ③完全寛解（CR）到達までに要する期間：長い症例は予後不良 ④染色体異常：t(9：22) などは予後不良

感染予防

　AML や ALL に対して施行される寛解導入療法，寛解後療法により，患者は骨髄抑制に伴う症状を経験する．とくに重要なものとして前述の発熱性好中球減少症をあげることができる．好中球減少時期に気管支や腸粘膜の粘膜バリアが破綻し，容易に菌血症から敗血症にいたり，ときに致死的である．入院中は一般的な口腔ケアも非常に重要であるが，難治性の肛門周囲膿瘍が形成されると治療スケジュールにも大きな影響を与えることから，肛門周囲のケアについても気を配るべきである．

　発熱性好中球減少時の熱源を減らす目的で，消化管内の菌量を減らすために抗生物質（ST 合剤や抗真菌薬も含む）を内服することが多いが，菌交代に伴う下痢などの症状が副作用として出現する場合もあるため，患者の全身状態を常日頃から注意深く観察することが肝要である．また，医療従事者を介して病原体が伝播するリスクもあることから，常日頃からスタンダードプリコーションを意識して診療・ケアに当たるべきである．

治療効果・予後

　約 2 年の治療期間を要し，そのうち約 6～8 ヵ月は入院治療となる．急性白血病症例の予後に影響を与える因子を**表Ⅲ-2-3** に示す．もっとも予後に影響を与えるのは染色体異常の種類となる．M3 以外の若年成人 AML 症例全体の 5 年無再発生存率は，約 40%である．M3 では，70～80%以上と良好である．一方，若年成人 ALL では，チロシンキナーゼ阻害薬を治療に組み合わせることで，近年，予後の改善が得られてきている．

患者への教育・注意点

1）治療中の副作用についての教育・注意点

　・めまいやふらつきなどの貧血症状に注意し，ゆっくり行動し転倒を予防する．

・白血球減少による発熱性好中球減少症（FN）に早期対応ができるよう，発熱や咳嗽，痰，腹痛，下痢などの感染徴候について指導し，症状出現時には速やかに申し出てもらう．

・血小板減少時は，転倒や打撲から重大出血，止血困難となり，ときに重篤な合併症を引き起こすこともある．なるべく安静を保ち，ふらつきがある際は介助歩行とする．

・一度悪心・嘔吐を経験すると予期的嘔吐につながるおそれもあることから，消化器症状の出現について医療者にすみやかに伝えるよう指導し，遅滞なく制吐薬を追加する．食欲不振時には，冷たいもの，さっぱりしたものなど，食事の工夫を指導する．

・脱毛については，治療終了後3〜6ヵ月で回復することを伝えることで安心させるとよい．脱毛を認める期間時は頭部の保護のためにも帽子やバンダナの使用を勧める．

2）精神面のサポート

・患者は突然の告知から，抗がん薬の治療の説明，中心静脈カテーテルなどの処置から治療開始と，数日のうちに重要なイベントを数多く経験することとなり，精神面の動揺は大きい．患者と十分にコミュニケーションを図るよう心がけ，わずかな不安の表出に対しても真摯に対応することで信頼関係を築くべきである．

・患者同様，家族に対しても同様の精神面のサポートが必要であり，必要に応じて精神科医・緩和ケアチームと協働し支援する．

・患者に対しては，どんな些細な心と体の変化に関しても医療者に相談できることを伝える．

2 ┃ 慢性骨髄性白血病

A 病態

慢性骨髄性白血病（CML）とは

慢性骨髄性白血病（CML）は，造血幹細胞レベルの未分化な細胞が腫瘍化し，白血球増多や貧血，血小板増多，脾腫などが生じる血液悪性腫瘍である．

疫学

CMLの年間発症率は，10万人あたり約1人で，やや男性に多い．発症年齢の中央値は45〜55歳である．

発症機序

造血幹細胞レベルの未分化な細胞において，t(9：22)(q34：q11.2) と表記される9番目と22番目の染色体の相互転座が起こることが原因となる．その結果，22番染色体上のBCR遺伝子に9番染色体上のABL遺伝子が融合して生じるBCR-ABL融合遺伝子を有するフィラデルフィア染色体（Ph染色体）とよばれる異常な染色体（22q-と表記される）

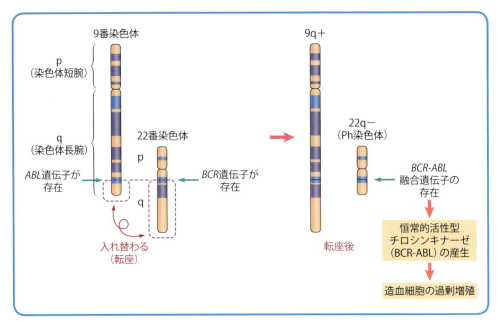

図Ⅲ-2-4 慢性骨髄性白血病の発症メカニズム
9番と22番の染色体が破線（-----）の部位で切断され，お互いに入れ替わることで，*BCR-ABL* 融合遺伝子を有するフィラデルフィア（Ph）染色体が形成される．そして，その遺伝子産物であるBCR-ABLが，チロシンキナーゼ活性を示して造血細胞の過剰な増殖を促すことでCMLが発症する．

が形成される．CMLは，*BCR-ABL* 融合遺伝子から産生されるBCR-ABLという恒常的に活性化されている<u>チロシンキナーゼ</u>によって，造血細胞の増殖が過剰に促進されるために発症する（図Ⅲ-2-4）．90～95％の症例で，Ph染色体が血液細胞に認められる．

症状

緩慢に経過するため，特別な自覚症状がなく健康診断などの機会に診断されることも多い．

①自覚症状

貧血による全身倦怠感，易疲労感，動悸，息切れ，めまい，頭痛や，脾腫による腹部膨満感，腹部腫瘤の触知などがある．そのほか，食欲不振，体重減少，発熱などが認められる．

②他覚所見，身体所見

肝脾腫，骨叩打痛，貧血による顔色不良や眼瞼結膜蒼白などがある．なかでも脾腫は高頻度（約50％）に認められ・しばしば<u>巨大な脾腫（巨脾）</u>を呈する．

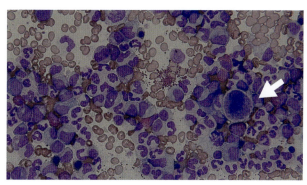

図Ⅲ-2-5 慢性骨髄性白血病の骨髄所見
顆粒球系細胞が増加している．巨核球も認められる（矢印）．

B 診 断

病期分類

慢性期，移行期，急性転化期の3つの病期があり，慢性期のうちに診断し，チロシンキナーゼ阻害薬の内服療法を開始することが重要である．急性転化期に認められる芽球は多くの場合，骨髄系であるが，20～30％の症例ではリンパ系で，その多くはB細胞系である．これは，慢性骨髄性白血病が造血幹細胞レベルの未分化な細胞の腫瘍であることによる．

診察の進め方・確定診断の方法

1）慢性期の診断

①末梢血所見

慢性期では，白血球増多（1万～数十万/μL）に貧血，血小板増多を伴うことが多い．白血球分画上，好中球を主体に骨髄芽球にいたるまでの各分化段階の幼若細胞が認められるが，骨髄芽球は数％で，急性白血病のような白血病裂孔は認められない．好酸球や好塩基球の絶対数も増加している．また，好中球アルカリホスファターゼ（NAP）活性の低下が大きな特徴の1つである．

②血液生化学所見

白血球増多に伴い白血球から産生されるビタミンB_{12}結合タンパクが増加することで，血清ビタミンB_{12}の上昇が認められる．LDH（乳酸脱水素酵素）値や尿酸値も上昇する．

③骨髄所見

有核細胞数の著明な増加が認められ，過形成を呈する．顆粒球系が主体であるが，巨核球数も増加している．顆粒球系細胞分画は，正常の比率と大差なく，骨髄芽球も数％である（図Ⅲ-2-5）．

④染色体検査

染色体検査にて，90～95％の患者でt(9；22)が認められる．遺伝子検査（蛍光 in situ

ハイブリダイゼーション（FISH）法）や逆転写ポリメラーゼ連鎖反応（RT-PCR）法で*BCR-ABL* 融合遺伝子を証明する方法も有用である．

⑤鑑別診断

類白血病反応をきたす疾患と鑑別する必要がある．類白血病反応とは，感染症・悪性腫瘍の骨髄転移・急性出血や溶血などの白血病以外の原因によって幼若白血球が末梢血中に出現している状態である．骨髄線維症などの骨髄増殖性疾患でも末梢血中に幼若白血球が出現する．これらの疾患との鑑別には，NAP 活性と染色体検査が決め手となる．

2）急性転化の診断

慢性期の経過中，①白血球数が増加傾向を示す，②血小板数が増加ないし低下する，③脾腫の増大が認められる，④染色体検査で t（9：22）以外の付加的染色体異常の出現する，などが認められる場合，移行期への進展が示唆される．さらに，⑤末梢血中で 20％以上の好塩基球増加や，⑥末梢血中や骨髄での芽球の増加傾向が認められる場合には，急性転化期への移行が示唆される．

C 治療

主な治療法

進行が緩慢なため無治療経過観察となることが少なくなく，進行に応じて化学療法が開始される．

1）チロシンキナーゼ阻害薬

慢性期の症例は，通常，外来で診断し，治療を開始する．新たに診断された慢性期症例では，BCR-ABL の作用を阻害するチロシンキナーゼ阻害薬の内服が第一選択となる．治療効果は，血液学的データの改善の有無とともに，染色体検査や遺伝子検査によって Ph 染色体陽性細胞や BCR-ABL mRNA の減少の度合いを確認することで判定される．最初に登場したチロシンキナーゼ阻害薬であるイマチニブ（グリベック®）の内服によって，8 割以上の症例に長期生存が期待でき，移行期や急性転化期への進行はわずか 7％と，画期的な治療成績が示されている．

イマチニブに抵抗性ないし不耐容であった症例では，その後に開発された第 2 世代チロシンキナーゼ阻害薬（ダサチニブ［スプリセル®］，ニロチニブ［タシグナ®］）に切り替えることが推奨され，効果が期待できる．また，第 2 世代チロシンキナーゼ阻害薬は，イマチニブより強い BCR-ABL 抑制作用が認められることから，現在の標準治療とみなされるにいたっている．さらに，ダサチニブやタシグナに対して耐性となる症例もまれに認められるが，第 3 世代チロシンキナーゼ阻害薬であるポナチニブ（アイクルシグ®）が開発され，すでに臨床応用されており，有効性が認められている．

チロシンキナーゼ阻害薬の主な副作用として，体液貯留（浮腫，胸水，心嚢液貯留），消化器症状（悪心，下痢など），皮疹などがある．また，ダサチニブやニロチニブでは，心電図異常（QTc 延長）がある．

チロシンキナーゼ阻害薬の投与を開始されている慢性期の患者では，白血病自体の症状

は乏しいものの，チロシンキナーゼ阻害薬の副作用による症状がしばしば認められるので，その発現の有無に注意が必要である．

2）造血幹細胞移植

　第2世代チロシンキナーゼ阻害薬に抵抗性を示す症例では，同種骨髄移植を考慮する．また，移行期，急性転化期においても，移植可能症例では同種骨髄移植が推奨される．

治療経過・予後

　無治療で放置すると，数年の緩慢に経過する慢性期ののち，移行期を経て，芽球の増加する急性転化期にいたり，治療抵抗性を示し予後不良となる．適切に治療を行えば8割以上の症例に長期生存が期待できる．

患者への教育・注意点

　慢性骨髄性白血病に伴う症状は非常に少ないことが予想されるが，慢性期症例の治療の中心であるチロシンキナーゼ阻害薬は内服により血液毒性や消化器症状，皮疹などの有害事象を引き起こす可能性がある．またこの内服治療は外来で基本的に行われることから，患者へは常日頃から体調のわずかな変化にも気を配るよう指導する．とくにダサチニブ内服時に報告されることがある体液貯留傾向から両側胸水貯留が出現することもあるが，呼吸苦が認められる場合は上記を念頭におき，かかりつけ医に連絡を早急にとるよう患者に説明する．

　体温・体重や気になる症状について記入する療養日記などの指導も有用である．

　チロシンキナーゼ阻害薬は非常に高価な治療薬であり，医療費の面から自己中断してしまう患者が散見されるが，チロシンキナーゼの中断は再発や耐性メカニズムを誘導する可能性があるため，しっかりと内服できているか毎回の外来ごとに患者に確認するべきである．また経済的不安については MSW（メディカル・ソーシャルワーカー）への相談なども紹介する．

3 ｜ 真性赤血球増加症（真性多血症）

A 病　態

真性赤血球増加症とは

　造血幹細胞レベルの異常による骨髄増殖性疾患の1つで，赤血球，白血球，血小板のいずれも増加する汎血球増加症をきたすが，なかでも赤血球の増加が顕著である．患者血液細胞には，*JAK2* という細胞の増殖に関与する遺伝子の異常が認められる．循環血液量が増加して血液粘稠度が上昇することにより，血流がうっ滞して多様な臨床症状を呈する（過粘稠度症候群）．脾腫を伴うことが多い．

疫 学

　診断時年齢は50〜60歳代が多く，男女比は1.2〜2.2：1と，やや男性に多い．本症の年間発生率は，人口10万人に対し約2人と推定されている．

発症機序

　造血幹細胞レベルの幼弱な細胞の異常によって，血液細胞の産生が亢進して発症すると考えられる．細胞増殖に関与する*JAK2*遺伝子の変異がほぼ全症例に認められ，病態に深くかかわっている．

臨床症状

①赤血球量と血液量が増加することによる症状：赤ら顔，結膜充血，高血圧，皮膚の瘙痒感など．
②血液粘稠度上昇に基づく循環障害による症状：神経系症状（頭痛・頭重感，めまい，耳鳴，脱力感，視力障害，異常知覚，意識障害発作）や，心血管系症状（狭心症，間欠性跛行，静脈血栓・血栓性静脈炎）など．脳梗塞や心筋梗塞にいたることもある．
③臓器腫大：脾腫は約7割の症例に認められ，重要な所見である．急激な増大や脾梗塞をきたすと激しい腹痛を訴える．軽度の肝腫大も約半数の患者で認められる．
④血小板機能異常による出血傾向：消化管出血など．
⑤全身症状：息切れ・呼吸困難，倦怠感，体重減少など．

B　診 断

病期分類

　経時的に，①赤血球の軽度増加がみられる**前多血症期**，②明らかな赤血球増加がみられる**顕性多血症期**，そして③続発した**骨髄線維症**によって血球はむしろ減少傾向を示して**髄外造血**（骨髄外の肝臓や脾臓などで造血が行われること）がみられる**多血症後線維化期**の3期に分類される．ごくまれに急性白血病へ移行する場合もある．

診察の進め方・確定診断の方法

①末梢血所見
● 赤血球：赤血球数は著明に増加し，700万/μLを超えていることも多い．血中ヘモグロビン濃度は18〜24 g/dLであることが多いが，鉄欠乏をきたしてヘマトクリット値が低下していき，小球性低色素性の所見を示すこともある．
● 白血球：顆粒球が増加して，白血球数はしばしば12,000/μL以上に増加する．好塩基球や好酸球も増加していることがある．85％の症例で好中球アルカリホスファターゼ・スコアが上昇している．
● 血小板：血小板増加（40万/μL以上）も約半数の症例で認められる．

②骨髄所見

白血球，赤血球，血小板の3血球系統の細胞が増えるため，過形成を呈している．骨髄の線維化が進行してくると，骨髄穿刺にて骨髄液を吸引できなくなる，いわゆるドライ・タップ（骨髄吸引不能）を呈するので，骨髄生検で線維化の程度を評価する．

③その他の検査所見

赤血球増加を反映して赤沈は遅延し，血液粘稠度は正常の5〜8倍に上昇している．また，血球増加を反映して血清乳酸脱水素酵素（LDH）や尿酸の上昇，脾腫が認められる．

④鑑別と確定診断

相対的赤血球増加症ならびに2次性赤血球増加症との鑑別が必要である．

相対的赤血球増加症とは，脱水などの体液の喪失によって血液中の血漿量が低下するために，赤血球の占める割合が相対的に増加して，血液検査で赤血球数が増加している状態のことである．

2次性赤血球増加症とは，赤血球造血に関与するエリスロポエチンの再生が増加して赤血球数が増加している状態である．慢性肺疾患や心不全，あるいは高地滞在などに基づく低酸素血症の持続時や，エリスロポエチン産生腫瘍などが原因となる．後者は，がん細胞がエリスロポエチンを産生するもので，腎がんや肝がんなどでまれにみられる．

鑑別のポイントを表Ⅲ-2-4に示す．また，真性赤血球増加症の診断基準を表Ⅲ-2-5に示す．まだ発症して間もない場合には，診断基準を満たさないことがあるので，疑わしい場合には数ヵ月に1度の割合で経過観察を行う．

C 治療

主な治療法

治療は，患者血液の一部を抜き取ることでヘマトクリットを低下させる瀉血療法が基本となる．

1）瀉血療法

瀉血とは，治療目的に血液を体外に排出することである．本疾患の治療の主体をなす．もっともすみやかに循環赤血球量を低下させることができる．Ht（ヘマトクリット）値45％を目標に，400 mL程度の瀉血を数日おきに繰り返す．目標値に達したら，そのレベルを維持するように経過をみながら瀉血を繰り返す．

2）化学療法

瀉血のみではコントロールできない患者や，血栓症の既往のある患者などが適応となる．薬剤としてはハイドロキシウレア（ハイドレア®）がもっともよく用いられる．ほかに，ブスルファン（ブスルフェクス®）やラニムスチン（サイメリン®），インターフェロン-α（スミフェロン®，イントロンA®，）などが用いられる場合がある．また，JAK2阻害薬ルキソリチニブ（ジャカビ®）が骨髄線維症やハイドロキシウレア不応性の真性多血症に対して適応承認となり，使用可能である．

表Ⅲ-2-4 赤血球増加症の鑑別

鑑別項目	真性赤血球増加症	2次性赤血球増加症	相対的赤血球増加症
循環血球量	増加	増加	正常
白血球数	増加	正常	正常
血小板数	増加	正常	正常
NAP スコア	増加	正常	正常
骨髄所見	3血球系統過形成	赤芽球過形成	正常
酸素飽和度	不変	低下することがある	正常
血清ビタミン B_{12}	上昇	正常	正常
エリスロポエチン	低下	上昇	正常
JAK2 遺伝子の異常	あり	なし	なし

表Ⅲ-2-5 真性赤血球増加症の診断基準（WHO 分類, 2008 年）

真性多血症は, 以下の大基準の1と2の両方を同時に満たすか, もしくは大基準の1と小基準の2つ以上を同時に満たすことで診断される.

＜大基準＞
①Hb 値：男性で 18.5 g/dL, 女性で 16.5 g/dL を超える.
　もしくは以下の所見のいずれかが確認できる.
　・Hb 値もしくは Ht 値が年齢, 性別, 居住地の高度（酸素濃度の低下）を考慮した基準値の 99 パーセンタイル値を超える.
　・Hb 値が男性で 17 g/dL, 女性で 15 g/dL を超え, かつ発症前の基礎値より 2 g/dL 以上上昇している.
　・赤血球量が予測値の 25％ を超える.
②JAK2V617F 遺伝子変異, もしくは類似した JAK2 遺伝子変異が存在する.
＜小基準＞
①骨髄において赤血球・白血球・血小板各系統の増殖による過形成が認められる.
②血清エリスロポイエチン値が低値を示す.
③内因性の赤芽球コロニー形成が認められる.

3）合併症に対する外科手術

真性赤血球増加症患者に消化器病などの他疾患が合併し, 外科的治療を要することが, しばしば起こりうる. 本疾患においては, 外科手術は病状が安定して血液像も落ち着いているときに施行する必要がある. 病状不安定時の手術は, 術後出血などの術後合併症を併発する可能性が高く, 原則的に禁忌である. 緊急的にやむをえない場合には, 瀉血後に行う必要がある.

治療経過・予後

治療を受けた場合の平均生存期間は 10 年前後である. 年間死亡率は約 3％ で, 死因は血

栓症が多い．赤血球数の維持で予後は良好であるが，まれに急性白血病や骨髄線維症に進行することがある．

患者への教育・注意点

　基本的には外来での治療がメインであるため，定期的に外来受診してもらうことが重要である．通常は無症状であることが多いが，赤血球数コントロール不良の場合は血液粘稠度上昇が引き金となり，脳梗塞や心筋梗塞などの重篤な合併症の発症につながるリスクが高まることから，瀉血や化学療法をうまく組み合わせ血球コントロールを図ることとなる．基本的には根治がないことから，常日頃から患者自身に症状のわずかな出現に関しても注意してもらい，外来通院でフォローする．ハイドロキシウレアやルキソリチニブ内服に関してはとくに重要であるが，自己中断は原病の耐性化を誘導する可能性もあることから，内服状況について外来受診ごとに確認する．必要時には薬剤師と協働し，内服管理を支援する．

4　原発性骨髄線維症

A　病態

原発性骨髄線維症とは

　原発性骨髄線維症は，骨髄が線維化し，肝や脾など骨髄以外の場所での造血（髄外造血）が起こる疾患である．骨髄増殖性疾患の1つに分類されている．

疫学

　まれな疾患で，日本における正確な疫学調査のデータはないが，米国での発症率は10万人に1人である．わが国での発症年齢の中央値は66歳で，男女比は2：1と男性に多い．

発症機序

　造血幹細胞の異常によって造血細胞が自律的に増殖する腫瘍性疾患である．細胞増殖にかかわるチロシンキナーゼである*JAK2*の遺伝子変異が約半数の症例で認められ，このような遺伝子異常が造血細胞の自律増殖に関与していると考えられている．増加した血液細胞，とくに巨核球から産生されるさまざまなサイトカインが骨髄の線維芽細胞を刺激して骨髄の線維化が起こる．また，肝臓や脾臓といった臓器で髄外造血が起こり，肝脾腫をきたす．ときに，臍の高さにまで達する著明な脾腫（巨脾）がみられる．

症状

　発症後3～5年は無症状で経過し，徐々に症状が出現する．全身倦怠感，動悸，息切れなどの貧血症状と，脾腫に伴う腹部膨満感や腹痛などが主体である．発熱や体重減少などが

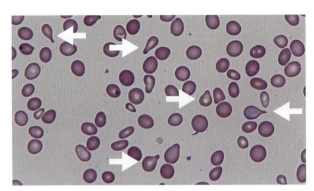

図Ⅲ-2-6 原発性骨髄線維症症例の涙滴赤血球（矢印）

みられることがある．まだ症状がなく，健診などの偶然の機会に発見されることも多い．

B 診断

診察の進め方・確定診断の方法

①末梢血所見

　血液検査で正球性貧血が認められる．白血球数は1〜2万/μL程度に増加していることが多い．血小板数は，増加している場合と減少している場合がある．また，通常では末梢血中には認められない未成熟段階の顆粒球と赤芽球がみられる白赤芽球症を呈し，涙滴のような形をした赤血球（涙滴赤血球，図Ⅲ-2-6）や，通常よりも大きな血小板（巨大血小板）なども認められることが多い．

②骨髄所見

　骨髄穿刺検査では，骨髄吸引不能（ドライ・タップ）を呈する．骨髄生検により線維化（細網線維とコラーゲン線維の増生）を証明する．

③その他の検査所見

　エコーやCT（コンピューター断層撮影）検査で，肝脾腫が認められる．

④鑑別と確定診断

　原発性骨髄線維症の診断基準（WHO 2008年）を表Ⅲ-2-6に示す．

　骨髄線維症は，さまざまな基礎疾患に続発して，反応性，2次性に発症する場合があるので，2次性骨髄線維症を起こしうる基礎疾患（表Ⅲ-2-7）の存在を除外する必要がある．2次性骨髄線維症の基礎疾患の多くは悪性腫瘍で，とくに血液腫瘍が多い．

C 治療

主な治療法

　造血幹細胞レベルの腫瘍なので，同種造血幹細胞移植が治癒をもたらす唯一の治療法で

表Ⅲ-2-6 原発性骨髄線維症の診断基準（WHO, 2008年）

大項目の3つすべてと，小項目4項目のうち2項目以上を満たした場合，原発性骨髄線維症と診断する．

＜大項目＞

①巨核球の増殖と異形成に，細網線維とコラーゲン線維の増生を伴う．細網線維の増生を伴わない場合は，骨髄細胞成分の増加と顆粒球系細胞の増加と，しばしば赤芽球系細胞の減少を伴うこと．

②慢性骨髄性白血病，真性赤血球増加症，骨髄異形成症候群やその他の骨髄系腫瘍の診断基準に合致しない．

③*JAK2* V617F変異，またはクローナルな増殖を起こしうる他の遺伝子異常がある．あるいは反応性の骨髄線維化を否定できる．

＜小項目＞

①白赤芽球症

②血清LDH値の上昇

③貧血

④触知可能な脾腫

表Ⅲ-2-7 2次性骨髄線維症の基礎疾患

Ⅰ．血液疾患

①骨髄増殖性疾患
  ・慢性骨髄性白血病
  ・真性赤血球増加症
  ・本態性血小板血症

②急性白血病
  ・急性骨髄性白血病
  ・急性リンパ性白血病

③悪性リンパ腫

④骨髄異形成症候群

Ⅱ．血液疾患以外

①がん

②感染症（結核菌や真菌など）

③膠原病

ある．症状に応じて薬物療法や放射線療法も行われるが，貧血や脾腫が軽度で明らかな症状のない患者では，とくに治療せずに経過観察を行う．

1）同種造血幹細胞移植

前述のとおり治癒をもたらす唯一の治療法であり，予後不良と考えられる症例では，移植を考慮すべきである．予後不良因子は，Hb 10 g/dL未満の貧血，発熱・盗汗・体重減少の持続，2.5〜3.0万/μL以上の白血球増加，末梢血に出現する芽球が白血球分画で1%以上，男性などである．ただし，高齢者の割合が多いため，移植の適応となる症例は限られる．

2）薬物療法

貧血に対してダナゾール（ボンゾール®）や酢酸メテノロン（プリモボラン®）の内服が有効な場合がある．また，JAK2阻害薬（ジャカビ®）も利用可能となっており，治療成績の向上が期待されている．

3）放射線療法

脾腫に基づく腹部膨満感や腹痛などの症状が強い場合には，脾臓への放射線照射を行う場合もある．

4）無治療経過観察

原発性骨髄線維症では，貧血や脾腫が軽度で，明らかな症状のない患者では，とくに治療せずに経過観察を行うこともしばしばある．ただし，無症状で，病状が落ち着いていても，多くは年単位で緩慢に進行していくので，定期的な通院の必要性を患者や家族に指導する．貧血が軽度で，脾腫もないか，あっても軽度で，自覚症状にも乏しい場合には，ほ

ぽ今まで通りの日常生活を送ることが可能であるので，むやみに制限するべきではない．貧血や脾腫，出血傾向などの合併症を有する場合には，より頻回な外来フォローが必要である．

治療経過・予後

確立された治療法がなく，同種造血幹細胞移植以外では治癒が望めず，診断されてからの平均寿命は約4年であるが，個人差が大きい．日本における原発性骨髄線維症患者全体の5年生存率は約40%である．主な死因は，感染症，白血病への移行，出血などであるので，それらの発現を見逃さないようにフォローしていく．輸血による鉄過剰で心不全に移行する場合がある．

患者への教育・注意点

難治性の病態であるため，定期的に外来通院するよう十分に指導する．病期の進行時は各血球系統が減少することによる症状が出現すると思われ，少しの体調の変化も見逃さないように患者に説明する．また体温や出血傾向，息切れ，ふらつきなどの有無など，療養日記をつけ，体調のスクリーニングや受診が必要な症状についての指導も必要である．血球動態が比較的安定している時期は無治療での経過観察が可能であるが，最終的には病勢は進行し，血球減少も含めた合併症が出現してくる場合は内服治療や支持療法が必要となることを患者に理解してもらうことが重要である．

3 リンパ・免疫系疾患

1 悪性リンパ腫

A 病態

悪性リンパ腫とは

悪性リンパ腫とは骨髄や末梢血，リンパ組織に存在するリンパ球に由来する，リンパ系悪性疾患の総称をいう．

疫学

近年の日本における悪性リンパ腫の罹患率は，人口10万人あたり19人程度であるが，年々増加傾向にある．男女比は約3：2と男性に多く，60〜70歳代が発症のピークである（独立行政法人国立がん研究センターがん対策情報センター　がん情報サービスganjoho.jphttp://ganjoho.jp/reg_stat/index.html）．

組織分類

悪性リンパ腫は，非常に多彩な組織型に分類される．臨床症状，効果が期待される薬剤，予後などが大きく異なる病型もあり，正確に分類することが重要である．悪性リンパ腫の組織分類は，WHO分類が広く用いられている．組織学的にホジキンリンパ腫（HL）と非ホジキンリンパ腫（NHL）に大別される．悪性リンパ腫の大半はNHLであり，日本におけるHLの頻度は全悪性リンパ腫のうち5〜10%程度である．NHLは，由来となるリンパ球の種類に基づき，B細胞性，TまたはNK（ナチュラルキラー）細胞性に分類されている．リンパ系腫瘍のうち，WHO分類で悪性リンパ腫に分類されている病型は表Ⅲ-3-1のとおりである．

臨床分類

NHLでは，組織型による病型分類の他に疾患の悪性度，活動性や侵攻性といった病勢の程度を考慮した，臨床経過による分類がなされる．無治療での予後が年単位で進行するという低悪性度のものをインドレントリンパ腫，月単位で進行する中悪性度のものをアグレッシブリンパ腫，週単位で進行する高悪性度のものを高度アグレッシブリンパ腫に分類した分類が広く用いられている．WHO分類における臨床分類は，表Ⅲ-3-2のとおりであ

表Ⅲ-3-1　WHO分類における悪性リンパ腫の組織型

前駆リンパ系腫瘍	
B細胞リンパ芽球性白血病/リンパ腫	T細胞リンパ芽球性白血病/リンパ腫

成熟B細胞腫瘍	
慢性リンパ性白血病/小リンパ球性リンパ腫	粘膜関連リンパ組織型節外性辺縁帯リンパ腫
B細胞前リンパ球性白血病	（MALTリンパ腫）
脾B細胞辺縁帯リンパ腫	節性辺縁帯リンパ腫
有毛細胞白血病	濾胞性リンパ腫
リンパ形質細胞性リンパ腫	マントル細胞リンパ腫
重鎖病	びまん性大細胞型B細胞リンパ腫
形質細胞腫瘍	バーキット（Burkitt）リンパ腫

成熟T細胞およびNK細胞腫瘍	
T細胞前リンパ球性白血病	菌状息肉症
T細胞大顆粒リンパ球性白血病	セザリー（Sézary）症候群
アグレッシブNK細胞白血病	原発性皮膚CD30陽性T細胞リンパ増殖異常症
成人T細胞白血病/リンパ腫	原発性皮膚γδ細胞リンパ腫
節外性鼻型NK/T細胞リンパ腫	末梢性T細胞リンパ腫，非特定型
腸管症関連T細胞リンパ腫	血管免疫芽球性T細胞リンパ腫
肝脾T細胞リンパ腫	未分化大細胞リンパ腫
皮下脂肪組織炎様T細胞リンパ腫	

ホジキンリンパ腫	
結節性リンパ球優位型ホジキンリンパ腫	古典的ホジキンリンパ腫
	結節性硬化型
	混合細胞型
	リンパ球豊富型
	リンパ球減少型

る．

発症機序

　悪性リンパ腫の成因は，一部の病型を除いてほとんどの場合で不明である．リンパ組織における後天的な遺伝子異常が発症に関与するが，単一の原因で発症する疾患ではないと考えられている．これらの遺伝子異常を引き起こす原因として，抗がん薬などの薬物，放射線被曝，ウイルス感染などがあるが，これらに曝露されていなくても悪性リンパ腫を発症しうる．

症状

1）ホジキンリンパ腫（HL）

　腫大リンパ節は通常は無痛性で，弾性硬と表現される硬さを示す．周囲との癒着も少なく，可動性がある．HLは，頸部リンパ節を初発部位とすることが多い．病変は，リンパ流に沿って連続性に進展していくことが多い．病変の存在部位や進展の具合いによって

表Ⅲ-3-2　悪性リンパ腫の臨床分類

インドレントリンパ腫：無治療での予後が年単位で進行する低悪性度	
B 細胞性	慢性リンパ性白血病/小リンパ球性リンパ腫 リンパ形質細胞性リンパ腫 脾 B 細胞辺縁帯リンパ腫 有毛細胞性白血病 粘膜関連リンパ組織型節外性辺縁帯リンパ腫（MALT リンパ腫） 節性辺縁帯リンパ腫 濾胞性リンパ腫（Grade 1，2）
T 細胞性	T 細胞大顆粒リンパ球性白血病 成人 T 細胞白血病/リンパ腫（くすぶり型） 菌状息肉症/セザリー症候群
アグレッシブリンパ腫：月単位で進行する中悪性度	
B 細胞性	B 細胞前リンパ球性白血病 マントル細胞リンパ腫 濾胞性リンパ腫（Grade 3） びまん性大細胞型 B 細胞リンパ腫
T 細胞性	T 細胞前リンパ球性白血病 成人 T 細胞白血病/リンパ腫（慢性型） 節外性鼻型 NK/T 細胞リンパ腫 血管免疫芽球性 T 細胞リンパ腫 末梢性 T 細胞リンパ腫，非特定型 腸管症関連 T 細胞リンパ腫 未分化大細胞リンパ腫 肝脾 T 細胞リンパ腫
高度アグレッシブリンパ腫：週単位で進行する高悪性度	
B 細胞性	B 細胞リンパ芽球性白血病/リンパ腫 バーキットリンパ腫/白血病
T 細胞性	T 細胞リンパ芽球性白血病/リンパ腫 成人 T 細胞白血病/リンパ腫（急性型，リンパ腫型）
NK 細胞性	芽球性 NK 細胞リンパ腫 アグレッシブ NK 細胞白血病

は，気道や血管の圧迫症状，胆管の閉塞による黄疸，肝機能障害，尿管の圧排による水腎症，腎機能障害などをきたす場合もある．古典的には，3～10 日間発熱が持続した後に無熱となり，その後にまた発熱と無熱を繰り返すという**波状熱：ペル・エブスタイン（Pel-Ebstein）熱**を合併することがあるされている．しかしこれは，必ずしも HL に特有というものでもない．悪性リンパ腫に伴う全身症状として，①発熱：38℃ より高い原因不明の発熱，②盗汗：掛け布団やシーツなどの寝具を換えなければならないほどのずぶ濡れになる寝汗，③体重減少：6 ヵ月以内に通常体重の 10% を超える原因不明の体重減少がある．これらの症状のうちいずれか 1 つでも有する場合に，後述する病期分類で「**B 症状あり**」と表現する．

2）非ホジキンリンパ腫（NHL）

　主な症状は HL 同様にリンパ節腫脹であるが，全身のどこの部位にでも発生する．HL とは異なりリンパ流には沿わずに非連続性に進展するため，全身のいたる所に異時多発的に病変が認められることが多い．約半数の例でリンパ節以外の臓器に病変を有する．節外病変としては消化管が多く，消化管穿孔や腸閉塞を初発症状とする例もある．症状は発生部位に依存するため，非常に多彩である．

B　診断

診察の進め方・確定診断の方法

1）病歴

　初発症状，症状の出現時期，全身症状（発熱，盗汗，体重減少など）の有無を詳細に聴取する．

2）身体所見（performance status）

　腫大リンパ節の有無，ある場合はその部位，個数，サイズ，硬さや可動性などの性状，肝・脾腫の有無などをみる．

3）一般検査

- 末梢血血球算定検査
- 生化学検査
- 血清学的検査（CRP（C 反応性タンパク），可溶性 IL-2（インターロイキン-2）受容体，β_2ミクログロブリン）
- 画像，その他の検査（頸部・胸部・腹部・骨盤 CT（コンピューター断層撮影）スキャン，必要に応じ上部・下部消化管内視鏡，骨髄穿刺・生検，心エコー，PET（陽電子放出断層撮影），必要時には髄液検査）

4）病理組織診断

　悪性リンパ腫の診断のためには，生検による病理組織診断が必須である．針生検のみの検体では病理組織診断には不十分であるため，可能な限り開放生検を行う．

病期分類

　悪性リンパ腫の病期分類は，アナーバー（Ann Arbor）分類が HL，NHL ともに広く用いられている（表Ⅲ-3-3）

予後因子

　悪性リンパ腫における予後予測モデルとして，アグレッシブリンパ腫では国際予後指標（IPI）（表Ⅲ-3-4）が，濾胞性リンパ腫では濾胞性リンパ腫国際予後指標（FLIPI）（表Ⅲ-3-5），進行期のホジキンリンパ腫に対しては国際予後スコア（IPS）（表Ⅲ-3-6）が広く用いられている．

3 リンパ・免疫系疾患 137

表Ⅲ-3-3　アナーバー分類

Ⅰ期	単独リンパ節領域の病変（Ⅰ） またはリンパ節病変を欠く単独リンパ外臓器または部位の限局性病変（ⅠE）.
Ⅱ期	横隔膜の同側にある2つ以上のリンパ節領域の病変（Ⅱ） または所属リンパ節病変と関連している単独リンパ外臓器または部位の限局性病変で，横隔膜の同側にあるその他のリンパ節領域の病変はあってもなくてもよい（ⅡE）. 病変のある領域の数は下付きで，たとえばⅡ$_3$のように表してもよい.
Ⅲ期	横隔膜の両側にあるリンパ節領域の病変（Ⅲ），それはさらに隣接するリンパ節病変と関連しているリンパ外進展を伴ったり（ⅢE），または脾臓病変を伴ったり（ⅢS），あるいはその両者（ⅢE，S）を伴ってもよい.
Ⅳ期	1つ以上のリンパ外臓器のびまん性または播種性病変で，関連するリンパ節病変の有無を問わない. または隣接する所属リンパ節病変を欠く孤立したリンパ外臓器病変であるが，離れた部位の病変を合わせもつ場合.

AおよびB分類（症状）

各病期は以下のように定義される全身症状の有無に従って，AまたはBのいずれかに分類される.

1）発熱：38℃より高い理由不明の発熱.

2）寝汗：寝具を変えなければならないほどのずぶ濡れになる汗.

3）体重減少：診断前の6ヵ月内に通常体重の10%を超す理由不明の体重減少.

表Ⅲ-3-4　アグレッシブリンパ腫の国際予後指標（IPI）

予後因子	予後不良因子
年齢	61歳以上
血清 LDH	正常上限を超える
performance status	2〜4
病期	ⅢまたはⅣ期
節外病変数	2つ以上

予後不良因子の数によって以下の4つのリスクグループに分類される.

0または1	低リスク
2	低中間リスク
3	高中間リスク
4または5	高リスク

表Ⅲ-3-5 濾胞性リンパ腫国際予後指標（FLIP2）

FLIP2

予後因子	予後不良因子
年齢	61 歳以上
β_2ミクログロブリン値	正常上限を超える
ヘモグロビン値	12 g/dL 未満
最大のリンパ節病変の長径	6 cm を超える
骨髄浸潤	あり

FLIPI2 も予後不良因子の数により以下の 3 つのリスクグループに分類される.

0	低リスク
1 または 2	中間リスク
3 以上	高リスク

表Ⅲ-3-6 進行期ホジキンリンパ腫の国際予後スコア（IPS）

予後因子	予後不良因子
血清アルブミン値	4 g/dL 未満
ヘモグロビン値	10.5 g/dL 未満
性別	男性
年齢	45 歳以上
病期	Ⅳ期
白血球数	15,000/mm^{3}以上
リンパ球	600/mm^{3}未満または白血球分画で 8%未満

5 年の予測無増悪生存割合は，予後不良因子の数が 0 個で 84%，1 個で 77%，2 個で 67%，3 個で 60%，4 個で 51%，5 個以上で 42%とされている.

C 治療

主な治療法

　悪性リンパ腫の治療は，化学療法による全身療法が基本であるが，病型や病期により用いる薬剤，放射線照射の併用について検討する必要がある.

1）ホジキンリンパ腫（HL）の治療

　HL に対する治療は，放射線照射，化学療法，化学療法と放射線照射の併用療法がある. いずれの方法を用いるかは，病期や予後因子を加味して考える. HL は治療により長期生存が高率に望める疾患であり，長期的には原疾患の予後よりも，二次がん，心血管系の疾患，不妊等，治療の晩期毒性による合併症が問題となる. 治療成績の向上はもちろん，毒

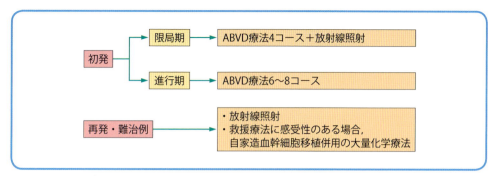

図Ⅲ-3-1　ホジキンリンパ腫に対する治療のフローチャート

性の軽減も重要な検討課題である．現在のHLの治療のフローチャートは**図Ⅲ-3-1**のようになる．

①限局期例の治療

　限局期例に対する標準治療は，短期間の化学療法と区域放射線照射の併用療法である．放射線照射と併用する化学療法レジメンは，通常は **ABVD**（ドキソルビシン，ブレオマイシン，ビンブラスチン，ダカルバジン）**療法**が用いられる．

②進行期例の治療

　Ⅲ期やⅣ期のように病変が全身に広がっているような進行期例では，全身療法である化学療法が適応となる．標準的な化学療法レジメンは ABVD 療法である．

③再発・難治例の治療

　再発・難治例に対する治療は，初回治療に何を行ったか，再発時の病期がどの程度かにより異なる．初回治療が放射線照射単独であった場合の再発例の治療は，化学療法となる．化学療法後に再発した場合には，初回化学療法に交差耐性のない薬剤を組み合わせた化学療法を用いるのが一般的である．再発・難治例に対して救援化学療法（サルベージ化学療法）が行われ，化学療法に対して感受性がある場合には，年齢や臓器機能などから適応があると判断されれば自家造血幹細胞移植併用の大量化学療法を行う．再発部位が限局している，初回治療が放射線療法であっても照射範囲外に限局して再発しているなどの場合は，救援療法としての放射線療法も治療の選択肢となりうる．

2）非ホジキンリンパ腫（NHL）の治療

　NHL は，組織型により予後，治療の反応性などが大きく異なるため，正確に組織診断を行うことがきわめて重要である．組織診断をもとに先述の臨床分類を行い，治療方針を決定する．

①インドレントリンパ腫の治療

　インドレントリンパ腫は，無治療での予後が年単位で進行するというきわめて緩徐な経過をたどる．発症してもリンパ節腫脹以外に自覚症状を伴わないことが多い．腫大リンパ節も縮小や**自然消退**することがあるため，放置されることがしばしばある．そのため，初診時には進行期となっている例が多い．インドレントリンパ腫の代表的な病型が，**濾胞性**

リンパ腫である．限局期で，病変部位が放射線照射の一照射野に収まる場合には，放射線照射により治癒も期待できる．進行期例の治療は化学療法が適応となる．濾胞性リンパ腫は高率に寛解が期待できるが，ほとんどの例で再発し，治癒は困難と考えられている．しかし進行が緩徐なため，平均の生存期間が10年前後と有病でも長期生存が期待できる．無治療での経過が年単位であり，診断後から積極的に化学療法を行っても治癒が困難な病型であるため，症状がないうちは無治療で経過観察し，自覚症状や検査値異常が出現してから治療を開始するという watchful waiting（看視待機）という治療戦略も成立する．化学療法を行う場合は，B細胞の表面に発現しているCD20に対する抗体であるリツキシマブと抗腫瘍薬・多くの場合はCHOP（シクロホスファミド，ドキソルビシン，ビンクリスチン，プレドニゾン）療法の併用（R-CHOP療法）を行う．

濾胞性リンパ腫以外のインドレントリンパ腫の頻度は非常に低いが，そのなかでも胃を原発とするMALT（粘膜関連リンパ組織）リンパ腫は，日本では比較的よく遭遇する病型である．胃MALTリンパ腫はヘリコバクター・ピロリの感染による慢性炎症から発生することもあり，ヘリコバクター・ピロリが陽性の場合は，除菌療法により寛解する例もある．

治癒困難な病型であるため再発・難治例に対する標準治療は定まっておらず，watchful waiting，放射線照射，各種抗腫瘍薬を状況に応じて使い分けることとなる．しかし近年，さまざまな新規薬剤が次々に登場しており，より毒性が少なく効果の高い治療開発が期待される．

②アグレッシブリンパ腫の治療

アグレッシブリンパ腫は，月単位で進行する中悪性度の病型である．びまん性大細胞型B細胞性リンパ腫がその中心病型である．びまん性大細胞型B細胞性リンパ腫の治療は，病期，IPIリスクをふまえて決定する（図Ⅲ-3-2）．

● 限局期例の治療：限局期のアグレッシブリンパ腫に対する標準治療は，びまん性大細胞型B細胞性リンパ腫に対してはR-CHOP療法 3コースと区域放射線照射の併用療法またはR-CHOP療法 6〜8コースである．併用療法と化学療法単独を使い分ける明確な指標はなく，年齢や合併症，臓器機能，病変部位などを考慮して治療を選択する．巨大病変を有する場合は，R-CHOP療法 6〜8コースが適応となる．

● 進行期例の治療：進行期アグレッシブリンパ腫に対する標準的な化学療法はCHOP療法である．CD20陽性のアグレッシブリンパ腫に対しては，R-CHOP療法を行う．

● 再発，難治例の治療：再発・再燃のアグレッシブリンパ腫に対しては，若年者（65歳以下）で救援療法により奏功が得られる場合には，自家造血幹細胞移植併用大量化学療法を行う．大量化学療法の前にどのような救援化学療法を行うかについては，各治療レジメンの優劣は明らかではなく，全身状態や合併症を考慮して選択することとなる．

③高度アグレッシブリンパ腫の治療

高度アグレッシブリンパ腫は，週単位で進行し，すみやかに治療導入がなされなければ死にいたる高悪性度の病型である．しかしリンパ芽球性白血病/リンパ腫やバーキットリンパ腫は化学療法に対して高感受性であり，治療が完遂できれば治癒も期待できる．リン

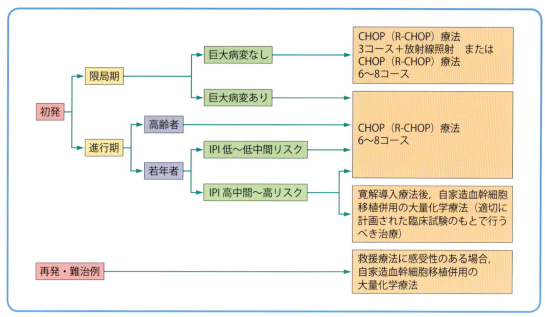

図Ⅲ-3-2　中悪性度リンパ腫に対する治療のフローチャート

パ芽球性白血病/リンパ腫やバーキットリンパ腫の治療は，急性リンパ性白血病に準じた化学療法を行う．

治療経過・予後

HLは治療を完遂すると予後良好であり，6〜8割の例で長期生存が期待できる．NHLは，病型や病期により長期生存が期待できるものから予後不良のものまで多彩である．

患者への教育・注意点

エビデンスに基づいた標準治療の遂行がきわめて重要である．NHLは，アグレッシブリンパ腫は病勢が強いが治癒の可能性があるが，インドレントリンパ腫は病勢は緩徐であるが治癒困難であることを説明する．HLは高率に治癒が期待できるため，不妊，二次がんや心血管系疾患などの晩期合併症があることを説明する．

2　成人T細胞性白血病/リンパ腫（ATLL）

A　病態

成人T細胞性白血病/リンパ腫とは

成人T細胞性白血病/リンパ腫（ATLL）とは，1977年に日本人の研究者である内山，

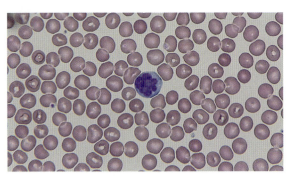

図Ⅲ-3-3 成人T細胞性白血病/リンパ腫で認められる flower cell

高月らによって提唱された疾患概念である．1980 年代の初めに，原因ウイルスとして**レトロウイルス**の一種である**ヒトT細胞白血病ウイルス1型（HTLV-1）**が発見された．WHO 分類では，ATLL は，HTLV-1 によって引き起こされる，高度の異型性を伴ったリンパ球からなる末梢性T細胞腫瘍と定義されている．

疫 学

HTLV-Ⅰの感染率には地域的な偏りがあり，日本では**九州・沖縄**を中心とした**西南日本**に多い．海外では，中央アフリカ，中南米に多い．主たる感染経路は母乳である．感染の多い地域では HTLV-1 母子感染予防対策が行われている．長期の授乳による母子感染の割合は約 20％に対して，人工乳による母子感染は 2％程度とさる．

HTLV-Ⅰキャリアが生涯で ATLL を発症する確率は約 5％である．母子感染，高齢者，血液中のウイルス量が高い，ATLL の家族歴などが発症の危険因子とされている．若年での発症はきわめてまれで，加齢とともに増加し，60 歳頃をピークとして以降徐々に減少する．

症 状

ATLL の症状には，**flower cell** とよばれる異型リンパ球（**図Ⅲ-3-3**）の増殖に伴う白血球数の増加，リンパ節腫脹，ATLL 細胞の浸潤による**皮疹**や臓器障害，**高カルシウム血症**，**日和見感染症**などがある．

B 診 断

診察の進め方・確定診断の方法

HTLV-Ⅰ抗体陽性の患者が末梢性T細胞性リンパ腫の診断にいたれば ATLL を強く疑うが，確定診断は腫瘍細胞の DNA（デオキシリボ核酸）のなかに HTLV-Ⅰプロウイルス DNA のモノクローナルな取り込みをサザンブロット法で証明することである．

表Ⅲ-3-7 ATLL の病型分類

		急性型	リンパ腫型	慢性型	くすぶり型
抗 HTLV-1 抗体*1		+	+	+	+
リンパ球数 (/mm³)*2			<4,000	≧4,000	<4,000
異常リンパ球*3		+*8	≦1%	+*8	≧5%*7
flower cell		+	−	ときどき	ときどき
血清 LDH*4				≦2 N	1.5 N
補正カルシウム値 (mg/dL)*5				<11	<11
リンパ節腫大*6		+			−
腫瘍病変	肝腫大				−
	脾腫大			−	
	中枢神経			−	−
	骨			−	−
	腹水			−	−
	胸水			−	−
	消化管			−	−
	皮膚				*7
	肺				*7

N：正常上限
*1 受身（粒子）凝集（PA）法あるいは固相酵素免疫測定（ELISA）法のいずれかで測定する.
*2 腫瘍細胞を含む全リンパ球数
*3 形態学的に明らかな ATL 細胞
*4 慢性型では正常上限の 2 倍以下，くすぶり型では 1.5 倍以下である必要がある.
　 急性型，リンパ腫型では制限なし.
*5 補正カルシウム値＝実測の血清カルシウム値＋（4.0−血清アルブミン値）
*6 リンパ腫型の診断には生検による組織診断が必要である.
*7 末梢血中の異常リンパ球が 5％未満でくすぶり型と診断されるには，皮膚あるいは肺に組織
　 学的に腫瘍病変が確認されることが必要である.
*8 末梢血中の異常リンパ球が 5％未満で慢性型または急性型と診断されるには，組織学的に腫
　 瘍病変が確認されることが必要である.

病型分類

　ATLL は，予後因子と病態の特徴から急性型，リンパ腫型，慢性型，くすぶり型の 4 つの病型に分類される（**表Ⅲ-3-7**）．急性型，リンパ腫型，予後不良因子（LDH（乳酸脱水素酵素），アルブミン，BUN（尿素窒素）のいずれかが高値）を有する慢性型の ATLL は，生存期間の中央値が 6〜15 ヵ月程度と急速な臨床経過をたどるため，アグレッシブ ATLL とよばれている．それに対して，予後不良因子を有さない慢性型，くすぶり型の ATLL は緩徐な経過をたどるため，インドレント ATLL とよばれている．

C 治療

主な治療法

　アグレッシブ ATLL に対しては，多剤併用化学療法を施行する．しかし有効性が確立されている治療法はないため，年齢や臓器機能，全身状態に応じて化学療法レジメンを決定する．

　インドレント ATLL に対しては，無治療で経過を観察し，アグレッシブ ATLL と同様の病態に進展したら多剤併用化学療法を行う．治療のレジメンは，アグレッシブ ATLL に準じて選択することとなる．

治療経過・予後

　病型にもよるが，多くは予後はきわめて不良である．

患者への教育・注意点

　主な感染経路は母乳感染であるが，低頻度ではあるが水平感染も起こりうる．キャリアであっては発病率は低いが，感染予防の意義について，患者ならびに患者の了解のもとにその家族に対して説明することが必要である．

　患者が感染者であることや，家族への影響を知ることによる精神的動揺について配慮し，支持的にかかわることが重要である．

3 多発性骨髄腫

A 病態

多発性骨髄腫とは

　多発性骨髄腫とは，B リンパ球の最終分化段階である形質細胞の腫瘍性増殖と，腫瘍細胞から産生される単クローン性免疫グロブリン（M タンパク）の増加を特徴とする造血器悪性腫瘍である．

疫学

　近年の日本における罹患率は人口 10 万人あたり 3 人程度であるが，増加傾向にある．

症状

　主な症状は，高カルシウム血症による意識障害，腎不全，貧血による動悸や労作時の息切れ，倦怠感，骨病変による腰痛や背部痛といった骨痛などである．骨症状を初発症状とすることが多く，病的骨折，とくに椎体の圧迫骨折を契機として診断にいたる例もある．その他に，アミロイドーシスによる臓器障害とそれに起因する症状，過粘稠度症候群によ

る精神神経症状，視力障害，出血傾向，四肢の冷汗などがある．まれに骨髄腫細胞が産生するアンモニアにより高アンモニア血症が起こる例もあり，意識障害の原因となることがある．

B 診断

診察の進め方・確定診断の方法

　多発性骨髄腫の診断は，骨髄中の形質細胞の腫瘍性増殖と血清免疫電気泳動によるMタンパクの検出によってなされる．Mタンパクの種類により，Ig（免疫グロブリン）G型，IgA型，IgD型，IgE型，ベンスジョーンズ（Bence Jones）型に分類される．さらに，Mタンパクの軽鎖の種類によりκまたはλ型に分けられる．国際骨髄腫作業部会（IMWG）の診断基準が広く用いられている（**表Ⅲ-3-8**）．

病期分類

　病期分類には，国際病期システム（ISS）（**表Ⅲ-3-9**）が広く用いられている．

C 治療

主な治療法

　多発性骨髄腫は難治性の疾患であり，治癒可能とされる治療は存在しない．疾患の経過も年単位と緩徐な場合が多く，症状のない病型に対して早期に治療介入を行っても予後の改善は明らかでないため，病型の見極めが重要である．治療介入が必要な場合は，若年者で臓器機能に問題がない患者では自家造血幹細胞移植併用の大量化学療法を前提とした強力な治療を，高齢者や強力な治療に耐えられないと判断される患者では毒性などの忍容性を考慮した治療戦略を考える（**図Ⅲ-3-4**）．

若年者の治療

　若年者（一般的には65歳以下）で臓器機能に問題がない場合には，自家造血幹細胞移植を併用した大量化学療法により病勢進行の抑制が，治療が奏功した例では生存の延長が期待できる．大量化学療法の前に腫瘍量の縮小を目指して導入化学療法を行うが，自家造血幹細胞の採取効率を落とさないためにもアルキル化薬などの抗腫瘍薬の使用は避けることが望ましい．かつては導入療法にVAD（ビンクリスチン，ドキソルビシン，デキサメタゾン）療法が広く用いられていたが，近年開発された新規薬剤が効果，生存とも勝っていることが証明されたため，現在はボルテゾミブやレナリドミドを組み合わせたレジメンが行われる．

　寛解導入療法を数コース行い，部分奏功以上の効果が得られた後に自家造血幹細胞採取を行い，その後に大量メルファラン療法などの大量化学療法を行う．近年は，大量化学療法後の地固め療法や維持療法の開発も進んでいる．

表Ⅲ-3-8 国際骨髄腫作業部会（IMWG）の診断基準

単クローン性ガンマグロブリン血症（MGUS）

・血清 M タンパク＜3 g/dL
・骨髄におけるクローナルな形質細胞の比率＜10％
・他の B 細胞増殖性疾患が否定されること
・臓器障害がない

無症候性骨髄腫（くすぶり型骨髄腫）

・血清 M タンパク≧3 g/dL and/or
・骨髄におけるクローナルな形質細胞の比率≧10％
・臓器障害がない

症候性骨髄腫

・血清 and/or 尿に M タンパクを検出
・骨髄におけるクローナルな形質細胞の増加（10％以上），あるいは形質細胞腫
・臓器障害の存在

症候性非分泌型骨髄腫

・血清および尿に M タンパクを検出しない（免疫固定法により）
・骨髄におけるクローナルな形質細胞の比率≧10％増加あるいは形質細胞腫の存在
・臓器障害の存在

骨の孤立性形質細胞腫

・血清および尿に M タンパクを検出しない（少量を検出することがある）
・クローナルな形質細胞の増加によるただ1ヵ所の骨破壊
・正常骨髄
・病変部以外は正常な全身骨所見（X 線および MRI）
・臓器障害がない

髄外性形質細胞腫

・血清および尿に M タンパクを検出しない（少量を検出することがある）
・クローナルな形質細胞による髄外腫瘤
・正常骨髄
・正常な全身骨所見
・臓器障害がない

多発性形質細胞腫

・血清および尿に M タンパクを検出しない（少量を検出することがある）
・1ヵ所以上のクローナルな形質細胞による骨破壊または髄外腫瘤
・正常骨髄
・正常な全身骨所見
・臓器障害がない

形質細胞白血病

・末梢血中形質細胞＞2,000/mm³
・白血球分画中形質細胞比率≧20％

臓器障害
1．高カルシウム血症：血清カルシウム値＞11 mg/dL または基準値より1 mg/dL を超える上昇
2．腎不全：クレアチニン＞2 mg/dL
3．貧血：Hb 値10 g/dL 未満または基準値より2 g/dL 以上低下した場合
4．骨病変：溶骨病変または圧迫骨折を伴う骨粗鬆症（MRI, CT）
5．その他：過粘稠度症候群，アミロイドーシス，年2回を超える細菌感染

表Ⅲ-3-9　多発性骨髄腫の国際病期システム（ISS）

stage	基準
Ⅰ	血清 β_2 ミクログロブリン<3.5 mg/L，血清アルブミン≧3.5 g/dL
Ⅱ	ⅠでもⅢでもない
Ⅲ	血清 β_2 ミクログロブリン≧5.5 mg/L

生存期間中央値は，stageⅠで62ヵ月，stageⅡで45ヵ月，stageⅢで29ヵ月とされている．

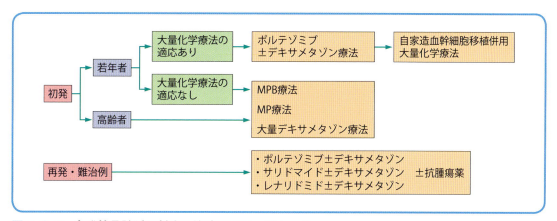

図Ⅲ-3-4　多発性骨髄腫に対する治療のフローチャート

高齢者，臓器機能が十分でない場合の治療

　自家造血幹細胞移植併用の大量化学療法が適応とならない場合は，効果と毒性のバランスを考慮した治療を選択することとなる．かつては，MP（メルファラン，プレドニゾロン）療法が標準治療であったが，新規薬剤により生存が改善されることが示されてからは，新規薬剤と既存の薬剤，ステロイドの併用療法が標準治療となっている．MP療法とボルテゾミブを併用したMPB療法やレナリドミドとデキサメタゾンの併用療法が一般的に用いられているが，毒性や合併症によりこれらの使用が困難な場合は，MP療法や大量デキサメタゾン療法が行われる．

再発，難治例の治療

　近年，再発，難治例の骨髄腫に対してさまざまな新規薬剤が使用可能となった．先述のボルテゾミブ，レナリドミドのほか，ポマリドミド，カルフィルゾミブ，パノビノスタット，イクサゾミブ，エロツズマブ，ダラツムマブなどの薬剤を組み込んだ治療を行うが，各薬剤の序列は明らかではなく，治療歴や合併症などを考慮して薬剤を選択することとなる．

　サリドマイドはかつて妊娠悪阻に対して用いられていた薬剤であるが，新生児の四肢奇

形の原因薬剤であることが判明し，一度は社会から消滅した薬剤である．しかし1990年代に，サリドマイドが抗炎症作用や免疫調節作用を有し，らい結節性紅斑や多発性骨髄腫に有効であることが示され，多発性骨髄腫の治療薬として復活した．日本では，2008年10月に再発・難治例に対する治療薬として承認されている．レナリドミド，ポマリドミドはサリドマイドの誘導体であり，動物実験では胎児奇形を誘発することが示されている．かつての薬害を二度と起こさないためにも，これらの薬剤の使用は厳格な管理の下で行われており，血液疾患に携わる医療従事者は，薬剤の特性のみでなく管理法についても熟知しておく必要がある．

放射線療法

孤立性の形質細胞腫や髄外形質細胞腫に対しては，30～50 Gyの局所放射線照射を行う．また，多発性骨髄腫でも病的骨折のリスクがある病変や，骨痛が強い病変に対しては，局所放射線照射が有用である．

高カルシウム血症の治療

多発性骨髄腫の約1/3の例では，高カルシウム血症を合併するとされている．高カルシウム血症の治療としてはビスホスホネート製剤や，破骨細胞の機能を調節するRANKL（破骨細胞分化因子）に対するモノクローナル抗体であるデノスマブが用いられる．ビスホスホネート製剤の継続により病的骨折などの骨イベントのリスクが低下するが，顎骨壊死のような重篤な有害事象も起こりうるため，ビスホスホネート製剤による治療の前，治療中は定期的な歯科受診を行う．

治療経過・予後

難治性の疾患であり，治療により症状緩和や延命効果は認められるが治癒可能とされる治療は存在しない．生存期間中央値は29～62ヵ月と予後不良であるが，経過は年単位と緩徐な場合が多い．

患者への教育・注意点

さまざまな合併症が起こりうる治療困難な疾患であり，治療のコンプライアンスが重要である．腎障害の出現が多いため，十分な水分摂取を促すことが必要である．

4 ワルデンストレームマクログロブリン血症

A 病態

ワルデンストレームマクログロブリン血症とは

WHO分類の成熟B細胞性腫瘍に，形質細胞への分化傾向にあるリンパ球由来のリンパ

形質細胞性リンパ腫という病型がある．ワルデンストレームマクログロブリン血症（WM）は，IgM 型の M タンパクの増加と骨髄浸潤を伴うリンパ形質細胞性リンパ腫の亜群に定義されている．なお，WM 以外にも IgM 型の M タンパクの増加を伴う悪性リンパ腫は存在し，診断は区別する必要がある．

疫学

日本における罹患率は，10 万人に 1 人程度とされている．

症状

IgM はマクログロブリンともよばれる．分子量が大きいため，M タンパク量が増加すると過粘稠症候群をきたしやすい．過粘稠症候群により，倦怠感，脱力，頭痛などの症状が出現する．赤血球の凝集により眼底の網膜静脈がうっ血，限局性の狭窄を起こし，ソーセージ様に変化する．そのため網膜出血，滲出，細動脈瘤，うっ血乳頭が起こり，視覚障害をきたす．脳血管障害による神経症状，末梢循環不全によるレイノー（Raynaud）現象が起こることもある．血液の過粘稠により循環血漿量が増加し，心不全の原因にもなる．

その他に自己免疫疾患，自己免疫性の末梢神経障害，クリオグロブリン血症，アミロイドーシスなどを合併し，血小板や凝固因子と結合することでその機能を抑制し，出血症状をきたすことがある．

B 診断

行う検査は悪性リンパ腫，多発性骨髄腫に準じる．多発性骨髄腫と同様に正常の免疫グロブリンは抑制されるが，程度は軽度である．

C 治療

主な治療法

無症状のうちは無治療で経過を観察し，先述の臨床症状の他に発熱や盗汗，体重減少といった悪性リンパ腫の症状，血球減少，リンパ節腫大などが出現したら治療を考慮する．IgM 値と臨床症状は必ずしも相関しないため，数値で治療介入の判断は行わない．

治療としては，アルキル化薬やリツキシマブなど，インドレントリンパ腫や多発性骨髄腫に準じた治療が行われる．過粘稠症候群が認められる場合には，血漿交換を行う．

治療経過・予後

経過は一般的に非常に緩徐である．予後不良因子として，年齢が 65 歳を超える，Hb（ヘモグロビン）値が 11.5 g/dL 以下，血小板数が 10 万/μL 以下，β_2 ミクログロブリンが 3 μg/mL 以上，IgM 値が 7,000 mg/dL 以上がある．インドレントリンパ腫，多発性骨髄腫と同様に，治癒が期待される治療法は存在しない．平均生存期間は約 6 年，10 年生存率は約 3

割とされている.

患者への教育・注意点

経過は緩徐であるが，悪性疾患であることを理解しておく.

5 アミロイドーシス

A 病態

アミロイドーシスとは

アミロイドーシスは，Mタンパクの軽鎖由来の線維性の不溶性タンパクであるアミロイドが臓器に沈着し障害を起こす疾患であり，多発性骨髄腫や原発性マクログロブリン血症同様に形質細胞の異常が原因である．全身の臓器にアミロイドが沈着する全身性アミロイドーシスと，ある臓器に限局した沈着する限局性アミロイドーシスに分類される．原発性アミロイドーシスは，Mタンパクの免疫グロブリン軽鎖由来のアミロイドが臓器に沈着して起こる病態である．それに対して続発性アミロイドーシスは，炎症性サイトカインにより産生される急性期タンパクであるアミロイドA由来のアミロイドが沈着する病態で，関節リウマチや結核などの慢性炎症に続いて起こる.

疫学

日本の難病情報センターの集計によれば，原発性アミロイドーシスの5年間の有病率は人口10万人あたり平均0.45人で，多発性骨髄腫に伴うものはそれより多く0.93人である.

症状

アミロイドは心臓，肝臓，腎臓，消化管，末梢神経などの全身に沈着し，症状は障害された臓器に依存する．心筋（収縮障害，拡張障害，それらによる心不全），心臓の刺激伝導系（不整脈），肝臓（肝腫大），腎臓（ネフローゼ症候群，消化管：巨大舌，吸収障害，下痢），神経系（末梢神経障害，起立性低血圧，手根管症候群），声帯（嗄声）など.

B 診断

確定診断は，病理診断による．コンゴーレッド（Congo red）染色で，組織へのアミロイドの沈着を証明する．Mタンパクは免疫電気泳動が行われるが，感度が低く検出できないことも多い．その場合は血清遊離軽鎖が有用である.

3 リンパ・免疫系疾患

C 治療

主な治療法

　沈着したアミロイドを除去することは現在は不可能とされており，治療目標は臓器障害の進行を抑えることである．すなわち，アミロイドの材料となっているMタンパク軽鎖の産生を抑制することである．臓器機能が保たれている若年者では，多発性骨髄腫同様に自家末梢血幹細胞移植併用の大量化学療法により生存が改善する可能性があるが，臓器障害により毒性が増強するリスクが高く，適応については慎重に考慮する必要がある．大量化学療法の適応がない場合は，MP療法やデキサメタゾン療法が行われる．多発性骨髄腫に対する新規薬剤は，今後の治療開発が期待されている．

治療経過・予後

　従来の治療では平均生存期間の中央値は約1年と，予後はきわめて不良とされている．

患者への教育・注意点

　難治性の疾患で，治療は病勢の進行を抑制することが主目的のため，コンプライアンスが重要である．

4 出血性疾患

出血性疾患は，①破れた血管の内皮細胞に接着して出血を止める**血小板の異常**に伴う疾患（一次止血の異常）と，②最終的にフィブリン網を形成して止血を強固にする**血液凝固因子の異常**に伴う疾患（二次止血の異常），および①，②の混合型に大別される．ここでは代表的な4つの疾患について説明する．止血のメカニズムについては「② 血小板・凝固機能の検査」（p.35）を読み復習することをお勧めする．

1 特発性血小板減少性紫斑病

A 病態

特発性血小板減少性紫斑病（ITP）とは

特発性血小板減少性紫斑病（**ITP**），または原発性免疫性血小板減少症（ITP）は，血小板のみの減少があり，他に明らかな血小板減少をきたす疾患や原因などを認めない，後天性の免疫疾患である．自己免疫に基づく疾患であり，臨床的に必ずしも紫斑を合併するわけではないため，国際的には「原発性免疫性血小板減少症」に疾患名が変更された．一方，日本では指定難病名として「特発性血小板減少性紫斑病」が用いられており，しばしば併記される．

疫学

日本のITPの有病者数は約2万人であり，年間の発症率は人口10万人あたり約2.16人と推計されている．従来，成人のITPは20～39歳の若年女性に多く発症するとされてきたが，近年では，日本のみならず国際的にも，男女ともに50歳から79歳にかけての中高齢者にも大きなピークがみられている．

発症機序

成人の慢性ITPでは，多くの場合，何らかの原因で血小板に対する自己抗体が産生され，血小板の表面に結合することにより，脾臓などの網内系細胞で血小板が破壊される．さらに，近年では，一部のITP患者では骨髄の巨核球に自己抗体が結合し，巨核球の産生と成熟も抑制されていることがわかっている．いずれにしても，自己抗体の産生により血小板減少が引き起こされる**自己免疫性疾患**である．また，とくに日本においては，**ヘリコ**

バクター・ピロリ（ピロリ菌）陽性ITPに対してピロリ菌の除菌療法を行うと，約60%に血小板増加反応が認められることが明らかになり，2010年にピロリ菌陽性ITPに対する除菌療法が保険適用となった．興味深いことに，除菌療法の効果については国や地域によってかなりの差があり，ピロリ菌とITP発症の関連性を含めて，詳細についてはいまだ不明である．

症状

まったく無症状で，たまたま健康診断で軽度の血小板の低下を指摘されて診断にいたるような場合から，過多月経による貧血症状で救急搬送され，初めて診断されるケースまで，初発の症状にはかなりの幅がある．「紫斑病」の名前に反して，紫斑を認めないこともまれではない．一般的に，皮膚の紫斑，鼻出血，歯肉出血，月経過多が4大出血症状であり，血小板数や出血リスクによっては脳内出血，消化管出血，喀血などの重篤な出血も起こりうる．一般的に血小板数が5万/μL以上ある場合には，出血症状がみられないことが多い．

B 診断

診察の進め方・確定診断の方法

ITPの診断は，病歴，身体所見，血球算定検査，末梢血塗抹標本など検査結果から，血小板減少をきたす他の疾患を除外する除外診断が基本となる．同じく血小板減少をきたす血液疾患である，再生不良性貧血，骨髄異形成症候群などを除外する一方で，薬剤，ウイルス感染，自己免疫疾患などによる血小板減少との鑑別診断を行うことが重要である．

現在，日本では1990年に改訂された厚労省の診断基準が広く用いられている（表Ⅲ-4-1）．その後2004年に新しいITP診断基準案がまとめられたが，検査の測定技法や精度などの問題があり，一般化には時間がかかるものとみられている．

ITPの病型

日本では，ITPの発症形式と経過から，発症後6ヵ月以内に自然寛解する急性型と，6ヵ月以降も血小板減少が継続する慢性型に分類している．急性型は5歳以下の小児に多く，ウイルス感染や予防接種などが引き金となって発症する．成人におけるITPは，通常では先行するウイルス感染などがないままに発症し，しばしば慢性の経過をたどる．急性型，慢性型の分類は長年用いられ広く根付いているが，実際には判別が困難なことも多い．

C 治療

主な治療法

日本の臨床現場では，2012年に厚労省の研究班が作成した「成人ITP治療の参照ガイド2012年版」が広く用いられている（図Ⅲ-4-1）．このガイドラインは，急性型，慢性型ともに適用可能であり，ピロリ菌陽性ITPに対しては除菌療法が優先されるなど，日本の臨

表Ⅲ-4-1 厚生省特定疾患特発性造血障害調査研究班による ITP の診断基準（1990 年改訂）

1．自覚症状・理学的所見
　出血症状がある．出血症状は紫斑（点状出血および斑状出血）が主で歯肉出血，鼻出血，下血，血尿，月経過多などもみられる．関節出血は通常認めない．出血症状は自覚していないが血小板減少を指摘され，受診することもある．
2．検査所見
　(1) 末梢血液
　　①血小板減少　血小板 100,000/μL 以下．自動血球計数のときは偽血小板減少に留意する．
　　②赤血球および白血球は数，形態ともに正常，ときに失血性または鉄欠乏性貧血を伴い，また軽度の白血球増減をきたすことがある．
　(2) 骨髄
　　①骨髄巨核球数は正常ないし増加．巨核球は血小板付着像を欠くものが多い．
　　②赤芽球および顆粒球の両系統は数，形態ともに正常．顆粒球/赤芽球比（M/E 比）は正常で，全体として正形成を呈する．
　(3) 免疫学的検査
　　血小板結合性免疫グロブリン G（PAIgG）増量，ときに増量を認めないことがあり，他方，特発性血小板減少性紫斑病以外の血小板減少症においても増加を示しうる．
3．血小板減少をきたしうる各種疾患を否定できる．※
4．1 および 2 の特徴を備え，さらに 3 の条件を満たせば特発性血小板減少性紫斑病の診断を下す．除外診断にあたっては，血小板寿命の短縮が参考になることがある．
5．病型鑑別の基準
　　①急性型：推定発病または診断から 6 ヵ月以内に治癒した場合
　　②慢性型：推定発病または診断から経過が 6 ヵ月以上遷延する場合
　　小児においては，ウイルス感染症が先行し発症が急激であれば急性型のことが多い．
※血小板減少をきたす他の疾患
　薬剤または放射線障害，再生不良性貧血，骨髄異形成症候群，発作性夜間ヘモグロビン尿症，全身性エリテマトーデス，白血病，悪性リンパ腫，骨髄がん転移，播種性血管内凝固症候群，血栓性血小板減少性紫斑病，脾機能亢進症，巨赤芽球性貧血，敗血症，結核症，サルコイドーシス，血管腫などがある．感染症については，とくに小児のウイルス性感染症やウイルス生ワクチン接種後に生じた血小板減少は特発性血小板減少性紫斑病に含める．先天性血小板減少症としては，ベルナール・スーリエ（Bernard-Soulier）症候群，ウィスコット・オルドリッチ（Wiskott-Aldrich）症候群，メイ・ヘグリン（May-Hegglin）症候群，カサバッハ・メリット（Kasabach-Merritt）症候群などがある．

床現場にマッチした実践的な内容となっている．

1）緊急治療

　診断後，まず緊急治療の有無を判断する．緊急治療が必要な症例は，原則入院管理下に，血小板輸血，免疫グロブリン大量療法，プレドニゾロン療法，ステロイドパルス療法などから適切な治療を行う．

2）ピロリ菌除菌

　次のステップとして**ピロリ菌感染**の有無を検査し，陽性の場合は**除菌療法**を行う．日本人高齢者におけるピロリ菌の感染率は先進国のなかでも高く，さらにピロリ菌陽性 ITP に対する除菌療法の効果も高いことが知られており，およそ 60% の症例で除菌療法によって，血小板が増加する．ピロリ菌の感染の有無を調べる検査としては，尿素呼気試験，便中ピロリ抗原など侵襲の少ない検査が勧められている．

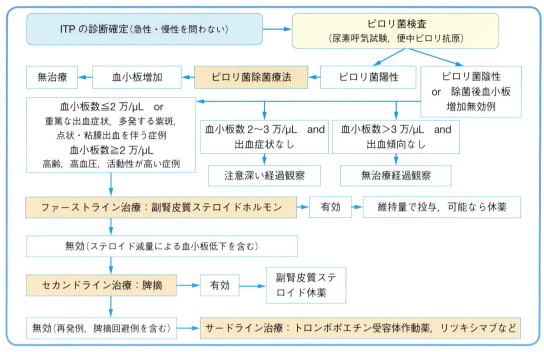

図Ⅲ-4-1 成人ITPの治療の流れ
[厚生労働省難治性疾患克服研究事業 血液凝固異常症に関する調査研究ITP治療の参照ガイド作成委員会:成人特発性血小板減少性紫斑病治療の参照ガイド2012年度版.臨床血液53:433-442,2012をもとに作成]

3) ファーストライン治療:プレドニゾロン(PSL)治療

ピロリ菌陰性例,または除菌無効だが血小板数が3万/μL以上で重篤な出血傾向がない場合は,無治療で経過を観察する.また,血小板数2～3万/μLで出血傾向がない場合にも,注意深く経過を観察する.一方,重篤な出血症状がある場合,血小板数2万/μL以下の場合,血小板数2万/μL以上であっても出血傾向の有無にかかわらず,60歳以上,高血圧,活動性の高い症例など出血リスクの高い群は積極的な治療の対象となり,一次治療(ファーストライン治療)として**プレドニゾロン(PSL)治療**を開始する.

4) セカンドライン治療:脾摘

PSLの効果がみられない,PSLの減量に伴い血小板が再び低下してしまう,あるいは糖尿病や骨粗鬆症などの副作用でPSLを投与できないような症例に対しては,セカンドライン治療として,**脾臓摘出(脾摘)**が推奨される.脾摘は歴史の古い治療法ではあるが,現時点でも有効な治療オプションであり,約3分の2が寛解となり残りの20%にも部分的寛解がみられる.発症後まもない時期だと自然寛解の可能性があるため,診断から6～12ヵ月以上経過した後に検討すべきであり,脾摘後の感染症のリスクや手術に伴う合併症について十分なインフォームド・コンセントが必要である.また脾摘前には予防的に**肺炎球菌ワクチン**を接種することが望ましい.術式としては,日本ではより侵襲度の低い腹腔鏡下手術が広く選択されている.

5）サードライン治療：トロンボポエチン受容体作動薬，リツキシマブ

　ファーストライン治療の PSL，セカンドライン治療の脾摘が無効の場合，あるいは年齢や合併症から脾摘の対象とならない場合には，サードライン治療に移行する．サードライン治療の中で，現時点で日本の保険適用になっている薬剤は，**トロンボポエチン（TPO）受容体作動薬**（ロミプレート®，レボレード®）と**リツキシマブ**（リツキサン®）のみであり，従来から用いられているダナゾール，シクロホスファミドなどは保険適用外である．

治療経過・予後

　治療のゴールは血小板を基準値に戻すことではなく，重篤な出血傾向を回避することである．慢性疾患のため，患者一人ひとりのライフスタイルに合わせて治療を選択していくことが重要である．一般に予後は良好だが，成人において重篤な出血の大半は血小板 3 万/μL 以下で起こっており，とくに高齢者ほどリスクが高くなることに注意が必要である．

患者への教育・注意点

1）患者の自己管理を支援する

　患者が疾患に対して正しい知識をもつことを支援し教育する．とくに慢性に経過する疾患であること，また血小板値が安定していても感染などを契機として血小板数が低下する可能性があることについて説明を行う．

- 鼻出血，口腔内出血，過多月経，紫斑などの易出血傾向について説明を行い，身体観察を自ら行いいつもと明らかに違う症状がみられた場合には，次回の外来予約日まで待たずに，病院に連絡を入れて指示を受けるように指導する．
- PSL や TPO 受容体作動薬などの内服治療を行っている場合には，自己判断で休薬や内服中断を行わないように指導する．必要時，薬剤師と協働し，内服管理を支援する．
- 他院で抜歯や手術（小手術）を受ける際には，主治医に ITP で通院中であることを必ず伝えるように指導する．
- 他の診療科で新たな処方がされる場合にも，血小板値への影響があることもあるため，ITP であることを伝えると同時に，血液内科医にも伝えるよう指導する．

2）患者の心理的支援を行う

　血小板低下に伴う突然の出血に対する不安を抱えている場合も多いため，安静保持や皮膚・粘膜の保護などの自己管理の重要性について説明し，正しい知識をもって生活するように指導する．

　ITP は国の難病指定を受けている疾患であり，公的支援の対象である．とくに経済的な不安感を抱えている場合には，必要に応じて MSW（メディカル・ソーシャルワーカー）などに介入を依頼する．

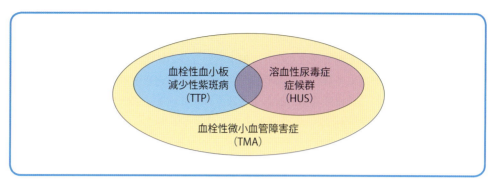

図Ⅲ-4-2 血栓性血小板減少症と溶血性尿毒症症候群の関係

2 血栓性血小板減少性紫斑病と溶血性尿毒症症候群

　血栓性血小板減少性紫斑病（TTP）と**溶血性尿毒症症候群（HUS）**は，ともに，血小板減少症，溶血性貧血，血栓による臓器機能障害の3つの主症状を特徴とする，**血栓性微小血管障害症（TMA）**という病理学的診断名に属する疾患である（**図Ⅲ-4-2**）．両者の鑑別は症状によって行うが，しばしば鑑別が難しい場合もあり，最近では総称して「TMA」と表記されることもある．

2-1 血栓性血小板減少性紫斑病

A 病態

血栓性血小板減少性紫斑病（TTP）とは

　TTPとは後述する5徴によって特徴づけられる，微小血管に血栓がつまることによって生じる全身性の重篤な疾患である．

疫学

　診断基準が整備される前は，100万人に数人の発症と推計されていたが，現在ではそれよりもかなり多いと考えられている．以前は致死率90％以上のきわめて予後不良な疾患であったが，治療として**血漿交換**が広く行われるようになり，死亡率は約20％に低下した．しかし現在でも，早期発見・治療が何より重要な**内科的エマージェンシー疾患**の1つである．

発症機序

　TTPは，**ADAMTS13**という**フォン・ヴィレブランド因子（vWF）**の特異的切断酵素

の活性低下によって引き起こされる．vWF は血小板がお互いに接着・凝集するときに「分子糊」として働くタンパクであり，この活性が低下すると循環中の vWF 多重体を適度に切断することができなくなり，細小血管を中心に血小板血栓が過剰に生じてしまう．さらに，血管内に多数生じた血栓の隙間を赤血球が通過する際に，赤血球が物理的に破壊されてしまい，溶血性貧血が起きると考えられている．大部分は，後天的に自己抗体である抗ADAMTS13 抗体が産生されることによって生じるが，先天的な ADAMTS13 活性の低下による先天性 TTP（アップショー・シュールマン［Upshaw-Schulman］症候群）もある．後天性 TTP の原因として，基礎疾患などの関与なしに発症する特発性が多いが，何らかの基礎疾患や薬物，妊娠などが契機となって続発性に発症する場合もある．

症状

典型的には，①血小板減少　②溶血性貧血　③腎機能障害　④発熱　⑤動揺性精神神経症状の 5 徴が有名であるが，5 つの症状がすべて揃うとは限らない．動揺性精神神経症状は，頭痛や軽度の意識レベルの低下（何となくぼんやりとした感じ）から始まって，錯乱，麻痺，痙攣などの重篤な症状がみられることもあるが，症状には日内変動があり，日によって異なることもあるなど，まさに「動揺性」であるのが特徴である．先天性 TTP では，生後まもなく新生児重症黄疸で発症することがある．

B　診断

診察の進め方・確定診断の方法

治療の遅れは致命的となるため，血管内溶血性貧血と血小板減少の 2 徴があればまずTTP を疑うことが大切である．他の症状出現を待って治療開始が遅れてしまうことは，避けなければいけない．末梢血中の破砕赤血球（別名ヘルメット細胞）の出現は，血管内溶血を強く疑わせる所見である（図Ⅲ-4-3）．この時点で ADAMTS13 活性を測定し，10%未満に低下していれば TTP と診断する．続いて抗 ADAMTS13 抗体活性の測定を行い，陽性であれば後天性 TTP を疑う．

C　治療

主な治療法

1）先天性 TTP

ADAMTS13 活性の先天的な欠損があるため，定期的に新鮮凍結血漿（FFP）を輸注し，ADAMTS13 の補充を行う．

2）後天性 TTP

唯一，エビデンスが認められている治療法は，FFP を用いた血漿交換である．血漿交換によって，ADAMTS13 インヒビターの除去，vWF 多重体の除去，ADAMTS13 の補充などが期待できる．血漿交換の回数は血小板数，神経症状などをモニタリングしながらケー

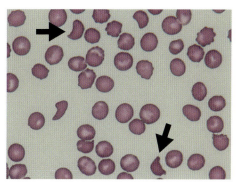

図Ⅲ-4-3 破砕赤血球（ヘルメット細胞）
名前の通りヘルメット型をした壊れた赤血球がみられている（矢印）．
［東海大学医学部付属病院臨床検査科　田中由美子氏のご厚意により掲載］

スパイケースで判断され，ステロイドまたはステロイドパルス療法が併用されることが多い．血小板減少に対して初回に血小板輸血を行うと症状が急速に増悪することがあり（しばしば『火に油を注ぐ』ことに例えられる），予防的な血小板輸血は原則行わない．

治療経過

　後天性 TTP では，先に述べたとおり血漿交換が行われるようになり，治療成績は格段に向上したが，一時的に寛解となっても，1 年以内に 1/3 の症例が再発すると言われており，注意が必要である．最近では，再発を繰り返す難治性の TTP に対する抗 CD20 抗体リツキシマブの有用性が報告されているが，日本では保険未承認である．

患者への教育・注意点

　TTP は ITP と同じく国の難病に指定されている．先天性・後天性ともに長期にわたる治療やフォローアップが必要とされるため，患者・家族と医療者間の良好な関係を構築することが重要である．また，長期の治療継続を阻害する要因の有無について確認し，必要時には多職種で支援する．

2-2　溶血性尿毒症症候群

A　病態

溶血性尿毒症症候群（HUS）とは

　溶血性尿毒症症候群（HUS）は微小血管血栓症（TMA）の 1 病型であり，**溶血性貧血，血小板減少，急性腎傷害**を 3 徴とし，小児に多くみられる疾患である．

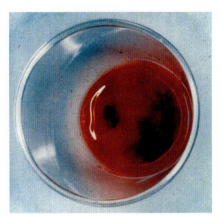

図Ⅲ-4-4　腸管出血性大腸菌O157感染時の血便
［国立感染症研究所 HP,〔http://www.nih.go.jp/niid/ja/kansennohanashi/439-ehec-intro.html〕（最終確認：2018年4月23日）より転載］

疫学

HUSの約90％は，主として**腸管出血性大腸菌（EHEC）**に感染することによって発症し，小児のHUSのほとんどはEHECの感染に伴うものである．成人では下痢を伴わないかたちで発症することが多く（**非典型HUS**），EHECによるHUSと比べて致死率が高く予後が悪いとされる．

発症機序

EHECは下痢原性大腸菌の1つで，通常汚染された食物の摂取により感染する．日本では**腸管出血性大腸菌O157**（O：オー抗原とは大腸菌の細胞壁を構成する抗原）が70％を占めており，ときに集団食中毒を起こして大きな社会問題となることもある．腸管出血性大腸菌が産生する**志賀毒素**（ベロ毒素ともよばれる）によって，全身の内皮細胞が障害されTMAが生じるものと考えられている．一方，非典型HUSの原因として，約60％に補体活性化制御因子の遺伝子異常があると報告されている．

症状

前述のとおりHUSの3徴は①**溶血性貧血**　②**血小板減少**　③**急性腎傷害**である．
EHECに感染すると3〜7日の潜伏期を経て，激しい腹痛を伴う水溶性下痢を発症し，しだいに**血便**となる（**出血性大腸炎**，図Ⅲ-4-4）．腹痛は右下腹部を中心とした激痛であり，38℃台の発熱を伴うことはあるが高熱はまれである．下痢の出現後4〜10日後に，EHEC感染者の約1〜10％がHUSを発症する．HUSでは20〜60％が透析を必要とする急性腎障害を合併し，4分の1から3分の1が何らかの中枢神経症状を呈する．急性期の死亡率は約2〜5％である．非典型HUSでは約50％が血液透析の必要な末期腎不全にいたる

表Ⅲ-4-2　溶血性尿毒症症候群（HUS）の診断基準

腸管出血性大腸菌による溶血性尿毒症症候群（HUS）は志賀毒素によって惹起される血栓性微小血管障害で，臨床的には以下の3主徴をもって診断する．
A．3主徴
　①溶血性貧血（破砕状赤血球を伴う貧血でHb 10 g/dL未満）
　②血小板減少（plt 15万/μL未満）
　③急性腎障害（血清クレアチニン値が年齢・性別基準値の1.5倍以上．血清クレアチニン値は小児腎臓学会の基準を用いる）
B．随伴症状
　①中枢神経：意識障害，痙攣，頭痛，出血性梗塞等
　②消化管：下痢，血便，腹痛，重症では腸管穿孔，腸狭窄，直腸脱，腸重積等
　③心臓：心筋傷害による心不全
　④膵臓：膵炎
　⑤DIC

参考1：溶血性貧血によるLDHの著明な上昇，ハプトグロビン低下，ビリルビン上昇を伴うが，クームス試験は陰性である．
参考2：血清O157 LPS抗体，便O157抗原や便志賀毒素の迅速診断検査，便からの腸管出血性大腸菌の分離等を確定診断の補助とする．

［溶血性尿毒症症候群の診断・治療ガイドライン作成班：溶血性尿毒症症候群の診断・治療ガイドライン，p.X，東京医学社，2014より引用］

表Ⅲ-4-3　非典型溶血性尿毒症症候群（非典型HUS）の診断基準

Definite（確定例）：
3主徴がそろい，志賀毒素に関連するものでないこと．血栓性血小板減少性紫斑病でないこと．
①微小血管症性溶血性貧血；Hb 10 g/dL未満
②血小板減少；plt 15万/μL未満
③急性腎障害；小児例では年齢・性別による血清クレアチニン基準値の1.5倍（血清クレアチニンは，小児腎臓病学会の基準値を用いる）
　　　　　　成人例では急性腎障害の診断基準を用いる．

Probable（疑い例）：
急性腎障害，微小血管症性溶血性貧血，血小板減少の3項目のうち2項目を呈し，かつ志賀毒素に関連するものでも，血栓性血小板減少性紫斑病でもないこと．

［非典型溶血性尿毒症症候群診断基準作成委員会：非典型溶血性尿毒症症候群診断基準，2013，〔https://cdn.jsn.or.jp/guideline/pdf/ahus2013.pdf〕（最終確認：2018年5月2日）より引用］

とされており，25％の死亡率が報告されている．

B　診断

　腸管出血性大腸菌によるHUSと非典型HUSの診断基準を示す（**表Ⅲ-4-2**，**表Ⅲ-4-3**）．両方とも3徴候は共通しており，志賀毒素の関与が否定された場合に非典型HUSと診断される．

C 治療

主な治療法

　EHEC による HUS の治療は**保存的療法**が中心であり，輸液管理，輸血，高血圧合併時の降圧療法，透析療法などを行う．TTP や非典型 HUS と異なり，血漿交換の有効性は認められていない．非典型 HUS では，支持療法を中心とする全身管理と，基礎疾患に対する治療が行われる．血漿交換療法や新鮮凍結血漿輸注などが積極的に行われており，以前50％であった死亡率が25％にまで低下している．また，2013年に発作性夜間ヘモグロビン尿症に対する特効薬である，抗補体（C5）モノクローナル抗体エクリズマブ（ソリリス®）が，非典型 HUS の治療に対しても承認され，今後の治療成績の向上が期待されている．

患者への教育・注意点

　EHEC による HUS はしばしば集団感染し発症するため，家族や知人に同じような食べ物を食べた，同じような症状の人がいないかどうかをまず確認することが重要である．EHEC はコレラや赤痢と並んで，厚生労働省の**3類感染症**（ただちに届け出が必要）に定められている．非典型 HUS は ITP，TTP などと同じく国の難病に指定されている．

3 | 播種性血管内凝固症候群

A 病態

播種性血管内凝固症候群（DIC）とは

　播種性血管内凝固症候群（**DIC**）とは，基礎疾患の存在下に持続性の凝固活性化をきたし，全身の細小血管内に微小血栓が多発する重篤な予後不良の病態である．

疫学

　健康な人がある日突然 DIC を発症することはなく，必ずベースに何らかの基礎疾患が存在する．DIC の三大基礎疾患は，**敗血症**，**急性白血病**，**固形がん**であるが，重篤な感染症，劇症肝炎，腹部大動脈瘤，産科的合併症（常位胎盤早期剝離，羊水塞栓）など，あらゆる診療科に関連する疾患や病態によっても発症する（**表Ⅲ-4-4**）．DIC をいったん発症すると死亡率は約50％とされているため，早期に適切な診断を行い対処することがきわめて重要である．

発症機序

　基礎疾患の存在下に全身持続性の著しい凝固活性化をきたし，全身の主として細小血管内に微小血栓が多発する．凝固活性化の機序は基礎疾患によっても異なるが，敗血症においては炎症性サイトカインの作用により，単球・マクロファージや血管内皮から大量の組

4 出血性疾患 163

表Ⅲ-4-4 頻度が高い DIC の基礎疾患

1.	感染症	敗血症*，呼吸器/尿路/胆道系感染症
2.	造血器悪性腫瘍	急性白血病*（とくに急性前骨髄球性白血病），悪性リンパ腫
3.	悪性腫瘍	固形がん*（とくに転移を伴った進行がん）
4.	組織の損傷	外傷，手術後，熱傷，熱中症
5.	内科疾患	肝硬変，急性肝炎，急性膵炎，膠原病（血管炎合併例）
6.	血管関連疾患	胸部/腹部大動脈瘤，巨大血管腫
7.	救急疾患	ショック，蛇咬傷，血液型不適合輸血
8.	産婦人科疾患	前置胎盤，常位胎盤早期剥離，羊水塞栓

*DIC の三大基礎疾患

織因子（＝凝固第Ⅲ因子）が産生されることにより活性化が生じる．また急性白血病や固形がんなどでは，腫瘍細胞中の組織因子により，直接，外因系凝固が活性化されることが原因と考えられている．

症状

DIC の二大症状は「血栓による多臓器不全」と「出血症状」である．全身に微小血栓が詰まって循環不全となり，腎臓，肝臓などの多臓器不全が生じる一方で，血栓形成に血小板や凝固因子などの止血因子が使用されて不足してしまうため，止血因子不足に陥り（消費性凝固障害），線溶*系も活性化するため強い出血傾向を認める．つまり一人の身体のなかで，「微小血栓の多発」と「出血傾向」という正反対の病態が同時に進行するという，きわめて複雑で治療が困難な症候群である．

病型分類

DIC は線溶活性化の程度によって，「線溶抑制型 DIC」「線溶均衡型 DIC」「線溶亢進型 DIC」の 3 つの病型に分類される（**図Ⅲ-4-5**）．線溶が過剰に進行してしまうと，著明な出血傾向が出現する．

1）線溶抑制型 DIC

敗血症に伴う DIC が典型例である．線溶系の活性化が抑えられているタイプであり，多発した微小血栓が溶けにくく，微小循環障害による高度な臓器障害がみられる．線溶系の働きは高くないため，出血症状は軽度であることが多い．検査所見としては，トロンビン-アンチトロンビン複合体（TAT）が増加する一方で，フィブリン/フィブリノゲン分解産物（FDP），D ダイマーは軽度上昇にとどまる．

2）線溶亢進型 DIC

凝固の活性化に伴って過剰な線溶活性が生じるタイプであり，急性前骨髄球性白血病や腹部大動脈瘤に合併した DIC などでみられる．線溶系の亢進により強い出血症状がみられ

---

*線溶：フィブリン分解，つまり，血栓を溶かそうとする身体のシステムのこと．「線溶活性化」とは，血栓を溶かそうとする方向への活性化のことを指す．

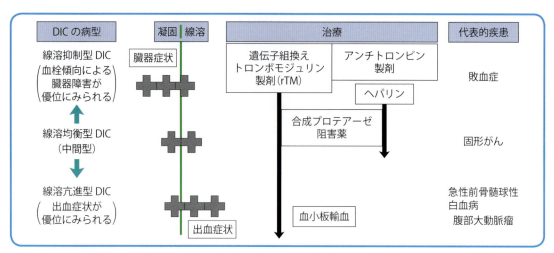

図Ⅲ-4-5　DICの病型と病態

るが，**臓器障害は比較的軽度**である．検査所見としてはTATが著増し，FDP，Dダイマーの上昇がみられる．

3）線溶均衡型DIC

　線溶抑制型DICと線溶亢進型DICの中間的な病態を示す．固形がんに合併したDICなどに多くみられる．

B　診断

　救急医学会，産科DICスコアなど複数のDIC診断基準が存在するが，もっとも汎用性の高い診断基準として「日本血栓止血学会DIC診断基準2017年版」が用いられている．この診断基準では診療科の特殊性から，まず産科と小児科領域を除いたうえで「造血障害型」「感染症型」「基本型」の3パターンに割り振りDIC診断をつけるシステムとなっている（図Ⅲ-4-6　表Ⅲ-4-5）．従来の診断基準に比べてやや煩雑ではあるが，従来型では感度が悪いと言われていた感染症を独立させたこと，DICと誤診されやすかった肝不全を減点ポイントに加えたなどの工夫がなされている．

C　治療

主な治療法

　すべてのDICでは，基礎疾患の存在下に全身性の凝固活性化をきたすため，まず基礎疾患の治療が最重要課題となる．しかし基礎疾患そのものを数日以内に治癒させることは，現実的には多くのケースで困難であり，DICの進展を防ぐために**抗凝固療法，補充療法（血**

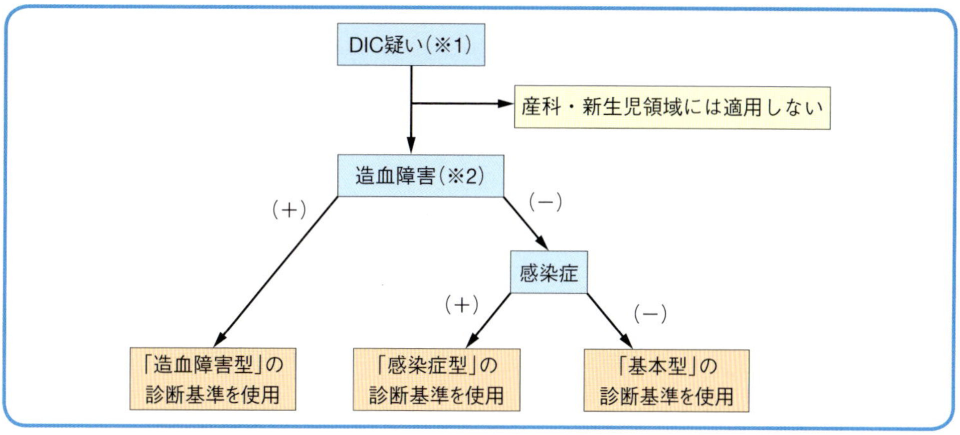

図Ⅲ-4-6　DIC 診断基準適用のアルゴリズム

・DIC 疑い（※1）：DIC の基礎疾患を有する場合，説明のつかない血小板数減少・フィブリノゲン低下・FDP 上昇などの検査値異常がある場合，静脈血栓塞栓症などの血栓性疾患がある場合など．
・造血障害（※2）：骨髄抑制・骨髄不全・末梢循環における血小板破壊や凝集など，DIC 以外にも血小板数低下の原因が存在すると判断される場合に（＋）と判断．寛解状態の造血器腫瘍は（－）と判断．
・基礎病態を特定できない（または複数ある）あるいは「造血障害」「感染症」のいずれにも相当しない場合は基本型を使用する．たとえば，固形がんに感染症を合併し基礎病態が特定できない場合には「基本型」を用いる．
・肝不全では 3 点減じる．

［DIC 診断基準作成委員会：日本血栓止血学会 DIC 診断基準 2017 年版．日本血栓止血学会誌 28(3)：369-391, 2018 より引用］

小板輸血，新鮮凍結血漿の補充療法など）を行う．前述の DIC の病型によって治療方法は異なる（**図Ⅲ-4-5**）．

1）線溶抑制型 DIC

　線溶の抑制によって生じる微小血栓に対して，抗凝固療法を行う．代表的な治療は**ヘパリン**であるが，ヘパリンは**アンチトロンビン**を介して抗凝固作用を示すため，アンチトロンビンが低下している場合には十分な効果が得られない．アンチトロンビンが70％以下に低下している際には，濃縮アンチトロンビン製剤を併用する．ヘパリン類としては，**低分子ヘパリン**（フラグミン®），ダナパロイド（オルガラン®），未分画（標準）ヘパリンなどがあり，低分子ヘパリン，ダナパロイドのほうが出血のリスクが少ない．出血の副作用がみられた際には，プロタミンにより中和を行う．また**遺伝子組換えトロンボモジュリン製剤**（rTM：リコモジュリン®）も用いられる．rTM はトロンボモジュリンと同様に，トロンビンと結合してトロンビンの凝固活性や血小板活性化作用を抑制し，プロテイン C の活性化によって抗凝固活性を発揮する．抗血栓作用に加えて，抗炎症作用を併せもち，どのタイプの DIC にも用いることができる．

2）線溶亢進型 DIC

　急性前骨髄球性白血病に代表されるこのタイプの DIC では，線溶の亢進により通常強い出血傾向がみられるため，ヘパリン類の使用が困難なことが多い．rTM は線溶抑制型，線溶亢進型，どちらの DIC にも有効である．また**合成プロテアーゼ阻害薬**（フサン®，FOY®）

表Ⅲ-4-5　DIC 診断基準

項目		基本型		造血障害型		感染症型	
一般止血検査	血小板数 (×10⁴/μL)	12< 8< ≦12 5< ≦8 ≦5 24時間以内に 30%以上の減少	0点 1点 2点 3点 +1点			12< 8< ≦12 5< ≦8 ≦5 24時間以内に 30%以上の減少	0点 1点 2点 3点 +1点
	FDP (μg/mL)	<10 10≦ <20 20≦ <40 40≦	0点 1点 2点 3点	<10 10≦ <20 20≦ <40 40≦	0点 1点 2点 3点	<10 10≦ <20 20≦ <40 40≦	0点 1点 2点 3点
	フィブリノゲン (mg/dL)	150< 100< ≦150 ≦100	0点 1点 2点	150< 100< ≦150 ≦100	0点 1点 2点		
	プロトロンビン時間比	<1.25 1.25≦ <1.67 1.67≦	0点 1点 2点	<1.25 1.25≦ <1.67 1.67≦	0点 1点 2点	<1.25 1.25≦ <1.67 1.67≦	0点 1点 2点
分子マーカー	アンチトロンビン (%)	70< ≦70	0点 1点	70< ≦70	0点 1点	70< ≦70	0点 1点
	TAT, SF または F1+2	基準範囲上限の 2倍未満 2倍以上	 0点 1点	基準範囲上限の 2倍未満 2倍以上	 0点 1点	基準範囲上限の 2倍未満 2倍以上	 0点 1点
肝不全		なし あり	0点 −3点	なし あり	0点 −3点	なし あり	0点 −3点
DIC 診断		6点以上		4点以上		5点以上	

［DIC 診断基準作成委員会：日本血栓止血学会 DIC 診断基準 2017 年版．日本血栓止血学会誌 28（3）：369-391，2018 より引用］

は，アンチトロンビンを必要とせずに抗トロンビン活性を発現するため，出血のためヘパリン類を用いることのできない場合の治療として適している．血小板の低下による重篤な出血症状出現時や，凝固因子の消費性低下が著明な場合は，血小板輸血や新鮮凍結血漿の**補充療法**を行う．

3）線溶均衡型 DIC

線溶も凝固も両方進行しているので，症状や採血データに応じて，ケースバイケースで抗凝固療法と抗線溶療法の双方を行う．

治療経過・予後

前述したとおり DIC の予後は不良であり，1 回発症した場合の死亡率は約 50% とされているため，早期診断と適切な治療が重要である．

患者への教育・注意点

　重篤な病態であるため，原則入院での治療となる．基礎疾患の診断がすでについている場合には，基礎疾患の治療とDICの治療を同時に行うが，まだ診断がついていない場合には基礎疾患の検索のための全身精査が必要になる．この場合，基礎疾患に対する治療まで行き着かず不幸な転帰をたどることも多い．病院によっては集中治療室での治療となるため，本人・家族の身体的，精神的苦痛を軽減し，支持的看護が行えるように努力することが望まれる．

第Ⅲ章　血液・造血器疾患 各論

5 小児に特有な血液・造血器疾患

1 小児急性白血病

A 病 態

小児急性白血病とは

　白血病は病的白血球の自律的増殖を特徴とする造血臓器の腫瘍性疾患であり，急性白血病は骨髄中で白血病細胞が30％以上を占めると診断される．リンパ系細胞を起源とした場合が急性リンパ性白血病（ALL），顆粒球や単球系細胞の場合が急性骨髄性白血病（AML）となる．

疫 学

　急性白血病は小児期の腫瘍性疾患（小児がん）のなかでもっとも多く30～40％を占める．年間に小児10万人に対して4～5人が発症するとされ，日本での発生数は年間800～1,000人になる．成人例と比較して，"急性"白血病がほとんどであり，そのなかでもALLが70～80％と多いのが特徴であり，約25％が急性骨髄性白血病（AML）である．"慢性"白血病は5％以下とまれである．

発症機序

　遺伝素因や環境因子などの多くの因子が関与しているが，小児白血病のほとんどがその発症原因を特定できていない．そのなかで，ダウン（Down）症候群（21トリソミー）やファンコニ（Fanconi）貧血，p53遺伝子異常などは白血病発症に遺伝的素因が大きく関与している．たとえば，ダウン症候群は健常児と比較して約50倍の頻度で白血病を発症することが知られ，5歳頃までに好発する急性巨核芽球性白血病（AMgL；AMLの一型）では21番染色体異常との因果関係まで解明されつつある．

症 状

　白血病による症状は，白血病細胞の増殖による症状，骨髄での増殖による正常造血能障害による症状，に大別される．

1）白血病細胞の増殖による症状

　白血病細胞の増殖によって発熱・倦怠感といった全身状態の悪化が進み，臓器に浸潤す

ることでおのおのの症状を呈する．浸潤臓器はリンパ節・肝・脾・骨などが多く，頸部腫瘤，腹部膨満，骨痛といった症状を呈する．また，中枢神経系・胸腺・皮膚・精巣・歯肉などにも浸潤することがある．たとえば中枢神経系浸潤の症状として顔面神経麻痺を呈することがあるため，小児で顔面神経麻痺がみられた場合には必ず鑑別しなければならない．

2）骨髄での増殖による正常造血能障害による症状

骨髄浸潤により正常造血能（白血球・赤血球・血小板の3血球系）が障害されることで，感染症・貧血・出血傾向を発症する．それらによる発熱・顔色不良・皮下出血といった症状で発見されることが多い．

B 診断

基本的には成人と同様であり，詳細は第Ⅲ章第2節（p.112）を参照されたい．

分類

従来から光学顕微鏡所見による疾患分類として **FAB（French-American-British）分類**を用いる．近年は，以下に記載する遺伝子検査や表面マーカー検査などや発症要因を考慮した，より実際的な **WHO分類**も用いるようになった．

診察の進め方・確定診断の方法

1）血液検査

白血球数は増加したり，正常値の場合もある．また一般的には血液像所見で白血病細胞（幼若芽球）の出現をみるが，認めない場合もあり注意が必要である．造血障害による貧血や血小板減少を伴うことが多い．白血病細胞の増殖による生化学検査異常（高尿酸血症，高LDH（乳酸脱水素酵素）血症，高リン血症など）や凝固機能異常（播種性血管内凝固症候群）にも注意が必要である．

2）骨髄穿刺・骨髄生検

急性白血病の確定診断には**骨髄所見**が必須である．骨髄有核細胞のなかで30％以上を白血病細胞が占めていれば急性白血病と診断される．正常の造血細胞は著減する．骨髄スメアは普通染色（ギムザ（Gimza）染色）による所見とペルオキシダーゼ染色・エステラーゼ染色などによって病型を診断する（FAB分類，p.111の表Ⅲ-2-1）．

3）免疫学的表面マーカー検査

白血病細胞の起源を判定するために行う．この検査によって骨髄性かリンパ性か，さらにはTリンパ球由来かBリンパ球由来かといった鑑別が可能となる．

4）染色体検査・遺伝子検査

患児自身の体細胞の染色体・遺伝子とは別に，白血病細胞に特異的な染色体異常や遺伝子異常をみることが多く，これらは白血病のリスク因子として重要であり必須検査である．たとえば，高二倍体（hyperdiploidy）やt（12：21）転座は予後良好とされ，逆に**フィラデルフィア（Ph1）染色体**や *MLL* 遺伝子は予後不良とされる．

C 治療

　小児白血病は，発生症例数が少なく単一施設では治療法の検討が困難なため，多施設で統一したプロトコールを実施する多施設共同研究が進み，わが国では，小児がんを治療する施設のほとんどが日本小児白血病リンパ腫研究グループ（JPLSG（http://www.jplsg.jp/））として，造血器腫瘍性疾患の治療法を行っている．

　急性白血病の治療は多剤併用化学療法（抗がん薬治療）が第1選択であり，予後不良な症例のみが造血幹細胞移植の適応となる．診断時の条件や検査結果によってリスク分類を行い，そのリスクに応じた治療法を適応する．さらに，実際の治療効果によってリスク群を規定する．ALL では以前より初期ステロイド反応性が重要とされており，近年は，治療経過中の微小残存病変（MRD）の状態により治療選択するようになってきた．

急性リンパ性白血病（ALL）の治療

　発症時の年齢，初診時白血球数，ALL のタイプ，遺伝子染色体異常，ステロイド初期反応性などによってリスク分類を行う．通常は3つのリスク群に大別し，予後良好群では治療軽減を，予後不良群では造血幹細胞移植を含めたより強力な治療を検討している．

　発症時から始まる寛解導入相，強化相，中枢神経治療相に相当する治療は多くが入院治療となり約6〜12ヵ月を必要とする．その後外来での内服治療が1〜2年続くため，全体で2〜3年間の化学療法となる．

1）化学療法

①寛解導入相

　ビンクリスチン（VCR），副腎皮質ステロイド（プレドニゾロン（PSL）やデキサメタゾン（DEX）），L-アスパラギナーゼ（L-asp）を基本骨格とし，リスクによってアントラサイクリンやシクロホスファミド（CPM）などを加える．

②強化相

　シトシンアラビノシド（Ara-C）やメトトレキサート（MTX），CPM などを投与する．

③中枢神経治療相

　無治療の場合には半数近くで白血病細胞が髄膜浸潤すると言われ，髄腔内投与（MTX，Ara-C，ステロイド）と，MTX 大量療法がその治療となる．以前は頭部放射線照射を用いてきたが，その晩期障害が問題となり近年ではほとんどの症例で実施しなくなった（髄膜浸潤合併例では治療として必要）．

④寛解維持相

　メルカプトプリン（6MP）と MTX の内服治療となる．

2）造血幹細胞移植（骨髄，末梢血幹細胞，臍帯血）

　前述したように急性白血病治療の第一選択は化学療法であり，移植は化学療法では治癒を期待できない症例に限られる．Ph1 染色体，*MLL* 遺伝子といった絶対的な予後不良因子をもつか，抗がん薬治療への反応性が不良な症例が対象となる．移植の適応基準は治療の進歩により変遷し，たとえば，Ph1 染色体陽性 ALL は今までは絶対的適応とされていた

が，チロシンキナーゼ阻害薬（イマチニブ［グリベック®］やダサチニブ［スプリセル®］）併用化学療法での治癒が期待できるようになり移植適応例を選別するようになってきた．

急性骨髄性白血病（AML）の治療

ALLと同様にリスク分類に基づいた治療が行われ，白血病細胞の染色体・遺伝子異常（FLT3-ITD，Ph1，5q-，モノソミー7，t（16；21））と初回寛解導入治療で寛解を得られない症例を高リスク群と規定し造血幹細胞移植を適応する．ALLと異なり，発症時の年齢と初診時白血球数は治療成績に影響しなかったため現在はリスク分類の指標からは除かれた．AMLの化学療法は骨髄抑制をはじめとする副作用が非常に強い治療であり6〜8ヵ月間の入院治療となる．コースごとに好中球減少（＜100/μL）が3週間に及ぶこともあり，より感染症対策が重要となる．また，ALLのような外来維持療法は必要としない．

AMLのうち，急性前骨髄球性白血病（APL），ダウン症児のAML（主に急性巨核球性白血病［AMgKL］）はそれぞれに特異的な治療法により良好な治療成績を上げている．

1）化学療法
①寛解導入相
エトポシド（VP-16）（ラステット®），ミトキサントロン（MIT）（ノバントロン®），シトシンアラビノシド（Ara-C）（キロサイド®）の3剤を用いる．

②強化相
寛解導入相と同じ3種類の薬剤を用いる．Ara-Cは大量療法を中心に，アントラサイクリン系薬剤はMIT以外にイダルビシン（IDR）（イダマイシン®）を組み合わせて投与する．

③中枢神経治療相
ALLと比較して中枢神経浸潤は少ないが，抗がん薬の髄腔内投与は必要である．

2）造血幹細胞移植
前述した染色体遺伝子所見や寛解導入不能例に対して移植を適応する．

治療経過・予後

ALLは化学療法によって70％以上が長期生存できる．年齢（2〜6歳），初診時白血球数（2万/μL以下），初期治療反応性良好といった条件を満たせばさらに治癒の可能性が高くなる．AMLも化学療法での長期生存例が増え，50％を超えるようになった．

患児・家族への教育・注意点

1）病状の説明
"小児"といっても，新生児・乳幼児期から思春期まで幅広い成長過程が含まれるため，一人ひとりの理解力や精神的成長に合わせた説明が必要となる．患児自身が治療に前向きになれること，異なった病名を伝えると弊害が大きいことなどから，理解できる年齢の患児に対しては病名を告知し理解度にあわせて病態を説明し同意を得ること（インフォームド・アセント）が重要である．

2) 治療中の指導

- 骨髄抑制による易感染性，貧血，出血傾向について説明し，感染予防（うがい・手洗いの励行，マスクの着用，予防薬の内服など），出血予防（転倒・転落やけがに気をつける）などについて指導する.
- 化学療法による悪心や嘔吐はもっとも不安を感じ，実際に我慢しなければならない代表的な副作用である. 最近では制吐薬によりかなり軽減できるようになったことを説明し，過度に不安にならないように配慮する.
- 口腔粘膜障害は患児にとって疼痛が強く非常につらいものである. さらに歯周菌による敗血症や粘膜出血の原因となるため，適切な口腔内の管理が求められる. 疼痛や出血に配慮し，軟らかい歯ブラシを利用した歯磨きを勧めるなど，日常的なケアが重要となる.

3) 精神的ケア

- 化学療法に伴う脱毛は患児や家族に非常に大きな衝撃を与える. 脱毛が始まるまでには事前に説明し，治療終了後には回復することを理解してもらい受容を促す. また，帽子やウィッグなどでの対応を提案する.
- 入院治療が長期になり就学困難な状態が続くため，社会的な側面での患児や家族の不安やストレスは大きい. 院内学級の活用，MSW（メディカル・ソーシャルワーカー）との相談や，必要に応じて精神科や心療内科をも含めた支援体制を確立する.

2 | 原発性免疫不全症候群

2-1 | 重症複合免疫不全症（SCID）

A 病態

重症複合免疫不全症（SCID）とは

重症複合免疫不全症（SCID）は，先天的な遺伝子変異が原因で起こるT細胞の分化障害が中心病態であるが，B細胞やNK（ナチュラルキラー）細胞にもさまざまな程度の異常を伴う疾患である. これまでに少なくとも15種類の責任遺伝子が同定され，発生頻度は約5〜10万人に1人であると推測されている. SCID患者では，成熟T細胞を欠くため正常な免疫応答が起こらず，さまざまな病原体に罹患し重症化する. そのため，根治療法である造血幹細胞移植を早期に施行しなければ生後1年以内に死にいたる.

発症機序

SCIDは主に，①γC鎖を中心とするシグナル伝達系，②T細胞受容体（TCR）からのシグナル伝達系，③抗原受容体遺伝子再構成にかかわる分子群，④アデノシンデアミナーゼ（ADA）欠損症からなる. ①〜③は，T細胞あるいはB細胞の発生・分化に重要な役割を果たしているため，SCIDを発症する. ④において，酵素が欠損するとアデノシン，デオ

キシアデノシンが蓄積し，とくに感受性の高いリンパ球はアポトーシスを起こし，T 細胞，B 細胞，NK 細胞ともに著減する．

症状

SCID 患者では，病型によらず免疫不全による感染症が前面に立ち，臨床症状は類似する．生後数ヵ月以内に下痢，肺炎，中耳炎，敗血症，皮膚感染症をきたし，真菌，ニューモシスチス・カリニ，サイトメガロウイルス，エプスタインバー（Epstein-Barr：EB）ウイルスなどの持続感染症で死亡する．

B 診断

家族歴の聴取が重要である．また末梢血リンパ球の絶対数が著減している．また各種免疫グロブリン低値となるため，以下の精査を行う．

- 末梢血リンパ球分画：2,000/mm^{3}以下．
- 血清免疫グロブリン：すべてのサブタイプが著減する．
- リンパ球サブセット：CD3$^+$T 細胞は著減する．（200/mm^{3}以下）
- T cell receptor excision circles（TRECs）：胸腺を通って末梢に出てきたばかりの T 細胞に存在する TRECs が検出できない．
- リンパ球幼若化試験：PHA（フィトヘムアグルチニン），CoA（コンカナバリン A）などの植物性レクチンに対する細胞増殖反応が著減する．
- 画像診断：胸腺欠損を確認．
- 遺伝子診断：原因遺伝子が明らかなものが存在し，確定診断に欠損，変異を証明する．
- ADA 欠損症：ADA 活性測定や ADA 原因遺伝子の欠損，変異を証明する．

C 治療

唯一の有効治療は，造血幹細胞移植である．HLA（ヒト白血球抗原）一致同胞からの移植が理想であるが，一致同胞が得られなくても，HLA 一致血縁ドナーや非血縁ドナーからの骨髄移植，緊急を要する場合は，臍帯血移植も行われている．それまでは，感染症に対する抗菌薬，γグロブリン製剤の補充，抗真菌薬，ST（スルファメトキサゾール・トリメトプリム）合剤投与でコントロールを図る．ADA 欠損症は，遺伝子治療が行われているが，他の病型においても今後遺伝子治療が期待される．

2-2 | X連鎖無γグロブリン血症（XLA）

A 病態

X連鎖無γグロブリン血症（XLA）とは

X連鎖無γグロブリン血症（XLA）は比較的頻度の高い先天性免疫不全症であり，発症頻度は約10万人に1人とされ，わが国でも少なくとも200人以上患者が存在する．責任遺伝子であるブルトン（Bruton）チロシンキナーゼ（*BTK*）遺伝子はX染色体の長腕，Xq21.3に存在し，変異，欠失などによる．

発症機序

XLA患者では*BTK*遺伝子変異によりBTKタンパクが発現されないか，発現していても正常機能を有さないためB細胞の分化成熟障害が起こり，B細胞機能不全による免疫不全を生じる．その結果，健常者では5～25％程度認められる末梢血中B細胞が1％以下に著減している．

症状

XLAは代表的な抗体産生不全症であり，化膿菌感染の重症化，グラム陰性菌感染の重症化，エンテロウイルス感染の重症化をもたらす．免疫グロブリンG（IgG）は経胎盤的に母体から胎児に移行するため，新生児は母体由来のIgGを有するが，移行抗体の消失時期である生後4ヵ月頃から中耳炎，副鼻腔炎，肺炎，皮膚化膿症などを反復罹患し，重症化する．ただし，約30％の症例では5歳以降幼児期後期発症とされ，成人発症もまれではない．

B 診断

家族歴の聴取が重要である．母由来の抗体が消失する生後4ヵ月頃から細菌感染症を反復する．またリンパ組織の低形成を認めた場合には，以下の検査を行う．
- 血清免疫グロブリン低値あるいは血清免疫グロブリン分画の低下．
- リンパ球サブセット：CD19$^+$あるいはCD20$^+$B細胞が著減．T細胞，顆粒球に異常なし．
- 遺伝子診断：*BTK*遺伝子異常の検出．
- フローサイトメトリー：抗BTKモノクローナル抗体を用いたBTKタンパク発現の検索．

C 治療

疾患の同定から50年以上変わらず免疫グロブリン補充療法である．3～4週間ごとに静

注用免疫グロブリンを補充し，血清 IgG トラフ値を 500 mg/dL 以上に保つことを推奨する．また感染症を合併している場合にはトラフ値を 700 mg/dL 以上と高めに保つようにする．

2-3 ヴィスコット・オールドリッチ症候群（WAS）

A 病 態

ヴィスコット・オールドリッチ症候群（WAS）とは

ヴィスコット・オールドリッチ症候群（WAS）は，血小板減少・難治性湿疹・易感染性を３主徴とする伴性劣性遺伝の免疫不全症候群である．WAS の原因遺伝子は WAS タンパクをコードしている（*WASP* 遺伝子）．WASP は生物種を超えて，細胞内シグナル伝達とアクチン細胞骨格を橋渡していることが明らかとなっている．臨床症状は，血小板減少のみの症例から易感染性を伴う症例まで幅広く一様ではない．WAS は自己免疫疾患や悪性腫瘍の合併を伴うことが多く，重症例では出血や感染のため生命予後がきわめて悪く，早期の骨髄移植が必要である．

発症機序

WAS は，*WASP* 遺伝子の変異により生じる．重症例（免疫不全合併例）は WASP タンパクが発現しておらず，変異としてはノンセンス変異，フレームシフトを伴う挿入，欠失や長い欠失が認められる．軽症例（免疫不全非合併例）は WASP タンパクを発現しており，ミスセンス変異や，スプライシング異常が多くみつかる．*WASP* 遺伝子異常により，血小板減少や免疫不全症が起こるメカニズムについてはわかっていない．

症 状

● 血小板減少：全例で認められるが，発症時の血小板値に，ばらつきがあり初発症状の79％を占める．血便や皮下出血が多いが，頭蓋内出血も約 20％と高頻度に認める．

● 易感染性：細菌感染については，上下気道・皮膚感染症・腸炎が多い．起炎菌として肺炎球菌やブドウ球菌に弱い．WASP 陰性例となるゲノタイプ例では，十分な感染対策が必要である．

● 自己免疫疾患：WASP 陰性例の約 20～40％にみられ，自己免疫性溶血性貧血・腎炎・血管炎・関節炎・炎症性腸疾患の発生が報告されている．

● 悪性腫瘍：悪性腫瘍の併発も古典的 WAS の特徴であり，死因の１つとなっている．３主徴を伴う WAS について調べた報告では 13％にみられ，ほとんどが悪性リンパ腫であるが，脳腫瘍の報告もある．WASP 陽性例では，悪性腫瘍の合併はみられていない．

B 診断

　家族歴の聴取が重要である．外用薬に反応しない難治性湿疹をみた場合には本疾患を念頭におく必要がある．

- 血小板：血小板数が10万/mm³以下，血小板サイズ（正常：7.1〜10.5 fl）が小さい
- Tリンパ球機能：T細胞の減少，とくにCD8⁺T細胞が優位に減少してくる．
- 液性免疫能：IgG値は正常，IgM低値，IgA，IgE高値とされているが，症例によって，年齢によって異なるため注意が必要である．
- 好中球機能：好中球・単球の遊走能・貪食能・殺菌能は正常とされるが，走化能は異常とされ，反復感染する患者が多い．
- 遺伝子診断：*WASP*遺伝子変異の同定

C 治療

1）根治治療

　根治治療は，**同種造血幹細胞移植**であり，とくに骨髄移植である．臍帯血移植での成功例の報告はいまだ少なく，慎重に行われるべきである．

2）対症療法

　対症療法として，湿疹に対してはアトピー性皮膚炎に準じた治療でよいと考えられる．感染症については，ST合剤，抗真菌薬，抗ウイルス薬の内服を考慮し，IgG値が500 mg/dL以下となった場合は，免疫グロブリン補充療法を行う．

2-4 慢性肉芽腫症（CGD）

A 病態

慢性肉芽腫症（CGD）とは

　食細胞（好中球，好酸球，単球，マクロファージなど）は，細菌や真菌に対する感染防御の中心的役割を担い，①血管内皮への接着，②血管外の感染部位への遊走，③病原微生物の貪食，④細胞内での殺菌，これら一連の過程により防御反応を行う．**慢性肉芽腫症**は，**活性酸素産生障害**による**食細胞機能異常**により，細菌・真菌による感染症を繰り返し，さまざまな臓器に肉芽腫を形成する原発性免疫不全症である．原発性免疫不全症候群の中でも，X連鎖無γグロブリン血症（XLA）とともに頻度の高い疾患である．

発症機序

　食細胞の殺菌機構には，酸素依存と酸素非依存の2つが存在し，CGDはNADPH（還元型ニコチンアミドアデニンヌクレオチドリン酸）オキシダーゼとよばれる酵素複合体の構成成分の先天的欠損・異常により酸素依存性殺菌機構が障害される．NADPHオキシダー

ゼを構成する分子には，細胞膜成分と細胞質成分が存在する．それにより CGD は 4 つの病型に分けられる．①gp91^{phox}欠損型（X-CGD），②p22^{phox}欠損型，③p47^{phox}欠損型，④p67^{phox}欠損型である．

症 状

生後 1 年以内に発症する患者が多いが，若年成人期に症状が出現する症例もまれに存在し，症例ごとに重症度は多様である．起炎菌は**過酸化水素（H$_2$O$_2$）非産生・カタラーゼ陽性のブドウ球菌**やクレブシエラ，緑膿菌などの細菌感染症と，カンジダ，アスペルギルスなどの真菌感染が多い．一方，連鎖球菌，インフルエンザ菌などのカタラーゼ陰性菌は，自己が産生する H$_2$O$_2$の作用により殺菌される．アスペルギルスによる肺炎，ブドウ球菌による化膿性リンパ節炎，皮下膿瘍，肝膿瘍，セラチアによる骨髄炎，サルモネラによる敗血症などが知られる．

B 診 断

多くは，顆粒球優位の白血球増多と免疫グロブリン高値を示す．**食細胞の殺菌能の検査と遺伝子検査が確定診断**で行われる．

- 食細胞活性酸素産生測定法：NBT（ニトロブルーテトラゾリウム）還元能検査，化学発光法，フローサイトメトリーなどがある．
- 遺伝子診断：gp91，p22，p47，p67 遺伝子検査と同タンパク発現の欠損．

C 治 療

1）予防的治療

ST 合剤の経口投与とインターフェロン-γ（IFN-γ）の週 1〜3 回の皮下注射による感染減少効果が報告されている．

2）急性感染時

抗菌薬，抗真菌薬を投与する．重症感染症の場合は，顆粒球輸注が選択される場合もある．難治性肉芽腫に対して，外科的切除も選択される．

3）骨髄移植

現時点では，①移植時の活動性感染症をもつ症例は高リスクである，②骨髄移植の成績が他のソースと比較してよい，③骨髄非破壊的前処置による移植成績がよい，ことが示唆されている．CGD は細胞性免疫能が正常であるため，移植前処置の強度や生着不全の問題など，さまざまな問題点が残されている．

4）遺伝子治療

活性酸素産生好中球が正常の 5％程度存在すれば易感染性が回避できることが明らかになっており，レトロウイルスを用いた遺伝子治療が開始されている．

2-5 原発性免疫不全症候群の患児とその家族への教育・注意点

原発性免疫不全症を治療するうえでもっとも重要なのは，感染症のコントロールである．いったん感染症を起こすと長引いたり，重症化したりすることがあり，入院が必要になる場合も少なくない．抗菌薬の予防内服やγグロブリンの投与などが必要ないか主治医とよく相談することが大切である．

また日常生活では手洗い・うがいを励行し，手指衛生剤を使用すること，安易に人混みの多いところに近づかないことが重要である．家族内での感染をできるだけ予防するために，きょうだいに園児や学童がいる場合は流行の感染症に注意したり，必要に応じて家族に予防接種を受けてもらうこともアドバイスする．ただし，あまり生活に制限を加えるとそれがストレスになったり，充実した学校・社会生活を送れなくなったりすることもあり，慎重な対処が大切である．運動会や遠足，部活動への参加など，主治医と相談しながら，1つひとつの対処法を一緒に考えていくが重要である．

3 先天性再生不良性貧血

3-1 ファンコニ貧血（FA）

A 病態

ファンコニ貧血（FA）とは

ファンコニ貧血（FA）は，先天奇形，骨髄不全，悪性腫瘍の発生を特徴とする遺伝性疾患である．FA は遺伝学的に単一のものではない．責任遺伝子が複数存在し，現在までに15 個の遺伝子異常が報告されている．特異的な検査所見として染色体の脆弱性があり，マイトマイシン C（MMC）などの DNA 二重鎖間に架橋を形成する薬剤を添加することで染色体断裂が高率に認められる染色体不安定症候群の 1 つである．

疫学

日本での発生率は出生 100 万人あたり 5 人前後であり，年間発生数は 5～10 人である．

症状

臨床症状は①汎血球減少（末梢血中のすべての血球減少），②皮膚色素沈着，③身体奇形，④低身長，⑤性腺機能不全を伴う．表現型は多様であり，汎血球減少のみでその他の症状が認められない場合もある．先天奇形として，心臓・腎臓・泌尿器・骨格奇形を伴う．とくに第 1 指奇形（多指症・合指症）など橈骨側の奇形が多くみられる（図Ⅲ-5-1）．

再生不良性貧血は幼児期以降にみられ，平均発症年齢は 7 歳といわれている．年齢とともに骨髄異形成症候群（MDS）や急性骨髄性白血病（AML）を発症する頻度が高くなり，

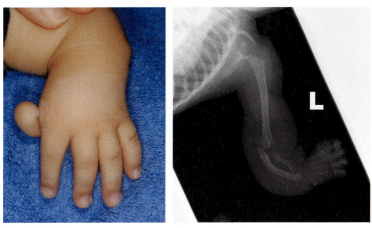

図Ⅲ-5-1　ファンコニ貧血の症状：母指形成不全（左）と橈骨形成不全（右）

40歳までに30％の患者が罹患する．皮膚がん・舌がんなどの扁平上皮がんや肝がんの発生も20歳以降にみられる．

B 診断

小児の再生不良性貧血の診断は成人と同様である．染色体脆弱性の検査は末梢血リンパ球にMMCやジエポキシブタン（DEB）などのDNA二重鎖間に架橋を形成する薬剤を添加し，染色体の切断が高率に認められるか否かで診断する．現在，国際ファンコニ貧血登録では，奇形の有無に関係なく細胞学的異常がある場合をFAとして扱っている．また，FA以外の染色体不安定症候群を鑑別するうえで遺伝子診断も有用である．

C 治療

造血異常のみが治療可能である．HLA一致同胞（または血縁者）がいる場合は，まず造血幹細胞移植を行う．FAの細胞は薬剤や放射線に対する感受性が高いため，前処置に使用する薬剤や放射線の減量が必要である．HLA一致同胞間移植では長期生存が期待できる．HLA一致同胞（血縁）ドナーが得られない場合は可能な限りHLA適合性の高いドナーを骨髄バンクあるいは臍帯血バンクより選択する．近年フルダラビンを含む移植前処置が開発され，日本の集計では，非血縁ドナーなどの代替ドナーからの移植での5年生存率は，骨髄移植で91.1％，臍帯血移植で50％である．

ドナーの確定まではタンパク同化ホルモンなどのホルモン療法，G-CSF（顆粒球コロニー刺激因子）やエリスロポエチンなどのサイトカイン療法で造血能の回復を図る．

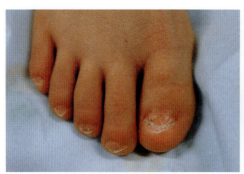
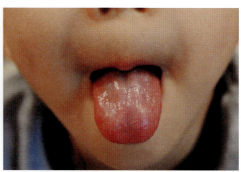

図Ⅲ-5-2　先天性角化不全症の症状：爪萎縮（左）と粘膜白板症（右）

3-2 先天性角化不全症（DKC）

A 病態

先天性角化不全症（DKC）とは

先天性角化不全症（DKC） は，①皮膚の網状色素沈着，②爪の萎縮（図Ⅲ-5-2 左），③粘膜白板症（図Ⅲ-5-2 右），を3主徴とするまれな先天性疾患であるテロメア長維持機構の不全が病因である．テロメアは染色体を保護し遺伝的安定を保つ働きをしているが，DKCではテロメア長が短縮し，早期に細胞死が誘導され，骨髄不全やがんが発症しやすくなる．

疫学

X連鎖劣性遺伝による男児例が多く，発症頻度は100万人に1人程度と推測される．

症状

症状は小児期に徐々にみられるようになり，汎血球減少も進行する．その進行による出血・感染や粘膜白板症からのがんや肺線維症により死亡する予後不良の疾患である．

B 診断

上記の3主徴を認めDKCが疑われる場合には，末梢血も用いて血球テロメア長測定を行う．テロメア長の短縮が証明されればDKCの診断となる．

C 治療

汎血球減少に対してはタンパク同化ホルモンや免疫抑制療法の効果は期待できず，**造血**

幹細胞移植により骨髄不全の改善は得られるが，合併症が多く他の骨髄不全症候群と比較しても死亡率が高かった．近年ファンコニ貧血（FA）と同様にフルダラビンを含む前処置により早期の移植関連合併症が軽減し予後の改善が期待される．

3-3 ダイアモンド・ブラックファン貧血（DBA）

A 病 態

ダイアモンド・ブラックファン貧血（DBA）とは

ダイアモンド・ブラックファン貧血（DBA）は先天性赤芽球無形成を主症状とする疾患である．リボソーム機能不全により赤血球造血のみが障害される．

多くのDBAの患者は散在性に発症するが，10〜20％の患児には家族性が認められ，常染色体優性の形式をとる．出生時あるいは生後4週以内に約35％の患児が，また生後1年までに90％の患児が貧血を指摘され診断されている．

疫 学

発症頻度は100万人あたり5人前後であり，日本では年間5〜10例の発症がみられる．

症 状

貧血症状に加え，約30〜50％の患児に頭蓋顔面・母指・泌尿器・心臓の奇形を合併する．2.5％に血液悪性疾患を合併し，肝がん，胃がん，骨肉腫などの固形腫瘍の合併患者も存在する．

B 診 断

典型的なDBAでは，①1歳未満，②大球性貧血（あるいは正球性貧血）で他の2系の血球減少を認めない，③網状赤血球減少を認める，④赤芽球前駆細胞の消失を伴う正形成骨髄所見を有する，の4項目を満たす．

C 治 療

DBAの予後はプレドニゾロンに対する反応性に依存し，70〜80％の患児は寛解に入る．治療抵抗患者に対しては造血幹細胞移植を行う．

3-4 先天性再生不良性貧血の患児とその家族への教育・注意点

ファンコニ貧血（FA），先天性角化不全症（DKC），ダイアモンド・ブラックファン貧血（DBA）は造血不全を起こしうる疾患である．造血不全の根治には造血幹細胞移植が必

要となるが，移植後の晩期合併症について外来での定期フォローが大切となる．また，造血不全が根治したとしてもがんの発症リスクは高いため，外来フォロー中にがんに対する患者教育やがん検診などの重要性も指導する必要がある．とくに FA 患者の口腔内がんや食道がんは初期症状が認められた時点で口腔外科や消化器外科への早期受診が勧められる．

4 血友病

A 病態

血友病とは

　血液の止血には，血小板の粘着凝集による 1 次止血と血液凝固反応による 2 次止血が重要な役割を担っている．血友病は，この 2 次止血にかかわる凝固因子が先天的に欠乏する疾患である．第Ⅷ因子が欠乏するのが血友病 A，第Ⅸ因子が欠乏するのが血友病 B と大別される．血液凝固因子は外因系と内因系に分かれるが，第Ⅷ因子と第Ⅸ因子はともに内因系であり，血友病は内因系の凝固過程が成立しないために出血症状が出現する疾患である．

疫学

　血友病は血友病 A が血友病 B よりも多く，全体の 80〜85％を占める．平成 24（2012）年度全国調査では，血友病 A が 4,627 人，血友病 B が 990 人の報告となっている．出生時の頻度は，血友病 A が男子新生児 1 万人あたり 0.5〜1 人，血友病 B が男子新生児 10 万人あたり 0.5〜5 人と推定されている．

遺伝形式

　凝固因子の第Ⅷ因子と第Ⅸ因子はともに X 染色体の長椀の遠位端にあり，これらの遺伝子異常により血友病が発症する．したがって，血友病の遺伝形式は伴性劣性遺伝（X 連鎖劣性遺伝）であり，通常は男子のみに現れ，女性は保因者となる（図Ⅲ-5-3）．明らかな家族歴のないものや，まれに女性血友病も存在する．遺伝子異常として点突然変異，欠損，挿入，逆位などがあるが，血友病 A では逆位が重症型に多く，血友病 B では点突然変異が多い．

保因者

　保因者女性は X 染色体のうち 1 本は正常であり，ほとんどの保因者は通常無症状である．一部に凝固因子レベルが低い症例がみられ，月経過多，外傷や手術時に異常出血が起こりうるので注意が必要となる．そのため，血友病患者の母，姉妹，娘たちは，手術などの侵襲を加えるときや出血症状があるときは凝固因子レベルを検査するべきである．また，保因者に対する遺伝相談（遺伝カウンセリング）は，血友病医療の重要な部分である．

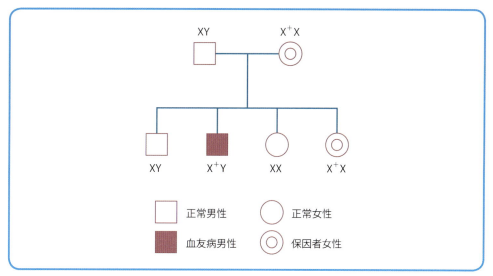

図Ⅲ-5-3　血友病の遺伝形式

表Ⅲ-5-1　血友病の重症度

重症度	凝固因子レベル%活性（IU/mL）	出血症状
重症	＜1%（＜0.01）	自然出血，とくに関節・筋肉出血
中等症	1〜5%（0.01〜0.05）	ときに自然出血，外傷や手術で異常出血
軽症	5〜40%（0.05〜0.4）	大きな外傷や手術で異常出血

症状

　血友病の臨床症状は出血症状であり，**関節内出血**，**筋肉内出血**などの深部出血が特徴である．新生児期の出血は比較的少なく，運動量が増加してくる生後6ヵ月以降に気づかれることが多い．出血の頻度や程度は血液凝固因子のレベルに相関しており，軽症では関節内出血をみることはほとんどない（**表Ⅲ-5-1**）．出血症状の部位別頻度は，関節出血が70〜80%と最多であり，筋肉・軟部組織の出血が10〜20%である．関節出血の部位別頻度では，膝関節45%，肘関節30%，足関節15%となっている．まれではあるが中枢神経系の出血，消化管出血など生命にかかわる出血もあるため注意が必要である．

B　診断

診察の進め方・確定診断の方法

　血友病の診断にまず必要となる検査は，**PT（プロトロンビン時間）**と**APTT（活性化部分トロンボプラスチン時間）**である．PTは外因系の凝固機能を反映し，APTTは内因

系の凝固機能を反映する検査である.

　血友病では内因系の凝固因子である第Ⅷ因子または第Ⅸ因子の欠乏がみられるため，内因系の凝固障害をきたす．つまり，**PT正常，APTT延長**となる．PT，APTTの結果から血友病が疑われた場合は，それぞれの凝固因子活性の定量を行う.

　第Ⅷ因子活性の結果が低ければ血友病Aの診断となり，第Ⅸ因子活性の結果が低ければ血友病Bの診断となる．その他の血液凝固異常疾患の鑑別のために，出血時間，フォン・ヴィレブランド因子（vWF）の定量，vWFマルチマー解析が必要となる.

C　治 療

主な治療方法

　血友病の治療目標は，短期的には個々の出血の管理であり，急性出血への対応や出血の予防が大切となり，長期的には，慢性出血による後遺症の対策，治療に伴う合併症が大切となる．また，血友病家族への医療支援も治療の一環として重要であり，遺伝相談や心理的社会的問題にも対応していくことが必要となる．これらの問題を個人で解決することは不可能であり，**包括医療システム**の構築が理想となる.

1）補充療法

　欠乏している凝固因子の補充療法は血友病治療の基本である．出血時に止血を目的として，凝固因子製剤を一定期間補充する出血時止血治療と出血予防と長期合併症予防を目的として，凝固因子製剤を定期的に補充する**定期補充療法**に大別される．定期補充療法は，関節損傷発症前に開始する1次定期補充療法と関節損傷発症以後に開始する2次定期補充療法に分かれる．急性出血に対する補充療法については，日本血栓止血学会よりガイドラインが作成されている．出血部位別の補充療法，処置・手術別の補充療法，凝固因子製剤の種類など詳細に記載されている.

　凝固因子補充療法における合併症で**同種抗体（インヒビター）**の発生は重要である．インヒビターが発生することで凝固因子製剤の効果は著しく低下し，治療の変更が必要となる．血友病Aでの発生率は4.8〜6.5％，血友病Bでは3.5〜5.2％である．インヒビターが発生した場合は，バイパス止血療法，インヒビター中和療法，免疫寛容療法などの治療方法を考慮する．日本血栓止血学会よりインヒビター保有の血友病患者に対する止血治療ガイドラインが作成されており，治療方法選択のアルゴリズム，治療製剤の種類，治療に関するエビデンスなど詳細に記載されている.

2）家庭療法

　急性出血に対する早期治療や定期補充療法による慢性合併症予防のために，血友病患者の**在宅自己注射療法（家庭療法）**が認可され，全国に広く普及している．家庭療法の導入には，患者の年齢，家庭環境に合わせた方法を選択し，医師・看護師からの適切な指導（凝固因子製剤の保存方法，溶解方法，注射手技，針刺し事故防止，医療廃棄物の処理方法など）が大切となる．とくに自己注射は，最初は誰でも緊張するため失敗を繰り返すことが多い．自信喪失につながらないように励まし，粘り強く指導する必要がある．また，乳児

期，幼児期，児童期など患者の発達段階に合わせて家庭療法の方法を見直す機会を設けることが望ましい．

3）中心静脈カテーテルによる補充療法

　乳幼児期から定期補充療法を行う際に，静脈アクセスに困難を覚えることは少なくない．頻回の補充療法による末梢静脈穿刺手技に対する恐怖，精神的苦痛は，治療に対する抵抗をつくりだし，手技失敗による頻回の穿刺は親の苦痛にもなってしまう．静脈アクセスの解決策として，中心静脈カテーテル（CVC）が有用である．CVCにはトンネル型完全埋め込み型（ポート）とトンネル型体外型カテーテルがある．両者に利点と欠点があり，どちらを選択するかは患者年齢，家庭環境，親の理解度，施設基準などにより決定される．合併症として，感染症，深部静脈血栓症，出血，皮膚びらん，自己抜去の危険などがあげられる．

血友病の合併症

　血友病の合併症は，急性出血による関節内出血，筋肉出血，頭蓋内出血，消化管出血，口腔内出血と，慢性出血による血友病性関節症，血友病性偽腫瘍などに分かれる．とくに，慢性出血による血友病性関節症は患者のQOLにかかわる合併症であり重要である．慢性出血により慢性滑膜炎が起こり，関節に不可逆性変化がみられ，関節変形，可動域制限，関節拘縮を起こし，歩行障害を呈することがある．発症は出血症状の重症度と治療方法に依存しており，膝関節に多い．反復出血の予防と整形外科治療，理学療法が大切である．

包括医療チーム

　血友病医療には多くの職種が協力する包括医療チーム体制が必要となる．患者と患者家族を中心として血液専門医師（内科，小児科），看護師（病棟，外来），コーディネーター，整形外科，小児外科，リハビリテーション科，歯科，遺伝科，臨床心理士，薬剤師，臨床検査科，理学療法士，栄養士，MSW（メディカル・ソーシャルワーカー）がチームとなって患者に対する最善の治療とケアを導き出すことで，血友病患者の生活の質（QOL）が向上する．また，病院内のみでなく，家庭，学校，地域，職場などとの連携も重要である．

患者への教育・注意点

　血友病を診断することは，その患者の一生を支援することの始まりである．医療者は最善の治療を行うのみでなく，患者家族の支援（遺伝相談，保因者），精神的支援，社会的支援，経済的支援が必要であり，保因者に対する遺伝カウンセリングを継続的に行うことが重要である．また疾患とともに生きていくうえで生活の工夫などの情報や精神的な支えを得るためにも患者会の紹介も有用である．

1）入院中の看護のポイント

- 外傷予防や出血の有無を観察する．また，痙攣，嘔吐，意識障害などの頭蓋内出血の症状に注意する．
- 家族にも出血を早期に発見・対応できるように指導する．

2) 退院後の支援

- 出血の早期発見・対応や非常時の連絡先について指導する.
- 「血友病在宅自己注射療法基本ガイドライン」なども活用して，在宅での注射方法を指導する.
- 入園・入学にはじまり，成人してからの職場支援やその後のライフステージに応じた出血のリスクを伝え，対応を指導する.

略語一覧

A

a_2PI（plasmin inhibitor　a_2プラスミン・インヒビター）

ABVD（adriamycin, bleomycin, vinblastine, dacarbazine　ドキソルビシン，ブレオマイシン，ビンブラスチン，ダカルバジン）

ADA（adenosine deaminase　アデノシンデアミナーゼ）

ADAMTS13（a disintegrin-like and metalloproteinase with thrombospondin type 1 motifs 13）

ADP（adenosine diphosphate　アデノシン二リン酸）

AdV（adenovirus　アデノウイルス）

AIDS（acquired immunodeficiency syndrome　後天性免疫不全症候群）

AIHA（autoimmune hemolytic anemia　自己免疫性溶血性貧血）

ALL（acute lymphoblastic leukemia　急性リンパ性白血病）

AMgKL（acute megakaryocytic leukemia　急性巨核球性白血病）

AMgL（acute megakaryoblastic leukemia　急性巨核芽球性白血病）

AML（acute myeloid leukemia　急性骨髄性白血病）

AML1-ETO（acute myeoid leukemia 1 eight twenty-one）

APL（acute promylocytic leukemia　急性前骨髄球性白血病）

APTT（activated partial thromboplastin time　活性化部分トロンボプラスチン時間）

Ara-C（cytosine arabinoside　シトシンアラビノシド）

ARDS（acute respiratory distress syndrome　急性呼吸窮迫症候群）

AST（aspartate aminotransferase　アスパラギン酸アミノトランスフェラーゼ）

AT（antithrombin　アンチトロンビン）

ATG（antithymocyte globulin　抗胸腺細胞グロブリン）

ATLL（adult T cell leukemia/lymphoma　成人T細胞性白血病/リンパ腫）

ATRA（all-trans retinoic acid　全トランス型レチノイン酸）

AYA（adolescent and young adult　思春期・若年成人）

B

BCR-ABL（breakpoint cluster region-Abelson murine leukemia virus　エーベルソンマウス白血病ウイルス切断点クラスター領域）

BKV（BK virus　BK ウイルス）

BTK（Bruton's tyrosine kinase　ブルトンチロシンキナーゼ）

BUN（urea nitrogen　尿素窒素）

C

CGD（chronic granulomatous disease　慢性肉芽腫症）

CGH（comparative genomic hybridization　比較ゲノムハイブリダイゼーション）

CHOP（cyclophosphamide, doxorubicin, vincristine, prednison　シクロホスファミド，ドキソルビシン，ビンクリスチン，プレドニゾン）

CML（chronic myeloid leukemia　慢性骨髄性白血病）

CMV（cytomegalovirus　サイトメガロウイルス）

CoA（concanavilin A　コンカナバリンA）

CPM（cyclophosphamide　シクロホスファミド）

CR（comlete remission　完全寛解）

CRP（C-reactive protein　C反応性タンパク）

CsA（cyclosporin A　シクロスポリン A）
CT（computed tomography　コンピューター断層撮影）
CTCAE（Common Terminology Criteria for Adverse Events　有害事象共通用語規準）
CTEP（Cancer Therapy Evaluation Program　がん治療評価プログラム）
CVC（central venous catheter　中心静脈カテーテル）

D

DBA（diamond-blackfan anemia　ダイアモンド・ブラックファン貧血）
DEB（diepoxybutane　ジエポキシブタン）
DEX（dexamathasone　デキサメタゾン）
DIC（disseminated intravascular coaglation　播種性血管内凝固症候群）
DKC（dyskeratosis congenita　先天性角化不全症）
DNA（deoxyribonucleic acid　デオキシリボ核酸）

E

EB ウイルス（Epstein-Barr virus　エプスタイン・バーウイルス）
ECOG（Eastern Cooperative Oncology Group　米国東海岸臨床試験グループ）
EDTA（ethylenediaminetetraacetic acid　エチレンジアミン四酢酸）
EHEC（enterohemorrhagic *Escherichia coli*　腸管出血性大腸菌）
ELISA（enzyme-linked immunosorbent assay　固相酵素免疫測定）
EPO（erythropoietin　エリスロポエチン）

F

F1+2（prothrombin fragment 1+2　プロトロンビンフラグメント 1+2）
FA（Fanconi anemia　ファンコニ貧血）
FAB（French-American-British　フランス・アメリカ・イギリス）
FDG（fluorodeoxyglucose　フルオロデオキシグルコース）
FDP（fibrin degradation product　フィブリン分解産物）
FFP（fresh frozen plasma　新鮮凍結血漿）
FISH（fluorescence *in situ* hybridization　蛍光 *in situ* ハイブリダイゼーション）
FLIPI（Follicular Lymphoma International Prognostic Index　濾胞性リンパ腫国際予後指標）
FLT3-ITD（FMS- related tyrosine kinase 3 internal tandem duplication）
FN（febrile neutropenia　発熱性好中球減少症）

G

G6PD（glucose-6-phosphate dehydrogenase　グルコース-6-リン酸脱水素酵素）
G-CSF（granulocyte-colony stimulating factor　顆粒球コロニー刺激因子）
GM-CSF（granunulocyte-macrophage colony stimulating factor　顆粒球マクロファージ刺激因子）
GVHD（graft versus host disease　移植片対宿主病）
GVL（graft versus leukemia/lymphoma　移植片対白血病効果）

H

H 鎖（heavy chain　重鎖）
Hb（hemoglobin　ヘモグロビン）

HBV（hepatitis B virus　B 型肝炎ウイルス）

HCT-CI（hematopoietic cell transplantation-specific comorbidity index　造血幹細胞移植特異的併存疾患指標）

HCV（hepatitis C virus　C 型肝炎ウイルス）

HDAC（histone deacetylase　ヒストン脱アセチル化酵素）

HE（hematoxylin eosin ヘマトキシリン・エオジン）

HIV（human immunodeficiency virus　ヒト免疫不全ウイルス）

HL（Hodgkin lymphoma　ホジキンリンパ腫）

HLA（human leukocyte antigen　ヒト白血球抗原）

HLH（hemophagocytic lymphohistocytosis　血球貪食性リンパ組織症）

HPS（hemophagocytic syndrome　血球貪食症候群）

HSV（herpes simplex virus　単純ヘルペスウイルス）

Ht（hematocrit　ヘマトクリット）

HTLV（human T-cell leukemia virus　ヒト T 細胞白血病ウイルス）

HTLV-1（human T-cell leukemia virus type-1　ヒト T 細胞白血病ウイルス 1 型）

HUS（hemolytic uremic syndrome　溶血性尿毒症症候群）

I

IDA（iron deficiency anemia　鉄欠乏性貧血）

IDR（idarubicin　イダルビシン）

IEP（（immunoelectrophoresis　免疫電気泳動法）

IFE（immunofixation electrophoresis　免疫固定法）

IFN-γ（interferon-gamma　インターフェロンγ）

IgA（immunoglobulin A　免疫グロブリン A）

IgD（immunoglobulin D　免疫グロブリン D）

IgE（immunoglobulin E　免疫グロブリン E）

IgE-RAST（immunoglobulin E radioallergosorbent test　特異的 IgE 抗体検査）

IgG（immunoglobulin G　免疫グロブリン G）

IgM（immunoglobulin M　免疫グロブリン M）

IL-2（interleukin-2　インターロイキン-2）

IMWG（International Myeloma Working Group　国際骨髄腫作業部会）

INR（international normalized ratio　国際標準化比）

IPI（international prognostic index　国際予後指標）

IPSS（international prognostic scoring　国際予後スコアリングシステム）

ISS（international staging system　国際病期システム）

ITD（internal tandem duplication　遺伝子内縦列重複）

ITP（idiopathic thrombocytopenic purpura　特発性血小板減少性紫斑病）

J

JAK2（Janus activating kinase 2　ヤーヌスキナーゼ 2）

JM（juxtamembrane　細胞質内膜近傍）

JPLSG（Japanese Pediatric Leukemia/Lymphoma Study Group　日本小児白血病リンパ腫研究グループ）

L

L 鎖（light chain　軽鎖）

L-asp（L-asparaginase　L-アスパラギナーゼ）

LDH（lactate dehydrogenase　乳酸脱水素酵素）

LTFU（long term follow-up　長期フォローアップ）

M

M タンパク（monoclonal protein　モノクローナルタンパク）

MALT（mucosa-associated lymphoid tissue　粘膜関連リンパ組織）

MCH（mean corpuscular hemoglobin　平均赤血球ヘモグロビン量）

MCHC（mean corpuscular hemoglobin concentration　平均赤血球ヘモグロビン濃度）

MCV（mean corpuscular volume　平均赤血球容量）

MDS（myelodysplastic syndrome　骨髄異形成症候群）

MIT（mitoxsantrone　ミトキサントロン）

MLL（mixed lineage leukemia　混合型白血病）

MMC（mitomycin C　マイトマイシン C）

MMF（mycophenolate mofetil　ミコフェノール酸モフェチル）

MP（melphalan, prednisolone　メルファラン，プレドニゾロン）

6-MP（mercaptoprine hydrate　メルカプトプリン）

MPB（melphalan, prednisolone, bortezomib　メルファラン，プレドニゾロン，ボルテゾミブ）

mPSL（methylprednisolone　メチルプレドニゾロン）

MRD（minimal residual disease　微小残存病変）

MRI（magnetic resonance imaging　磁気共鳴画像法）

MSW（medical social woker　メディカル・ソーシャルワーカー）

MTX（methotrexate　メトトレキサート）

N

NADPH（nicotinamide adenine dinucleotide phosphate　還元型ニコチンアミドアデニンヌクレオチドリン酸）

NAP（neutrophil alkaline phosphatase　好中球アルカリホスファターゼ）

NBT（nitro blue tetrazolium　ニトロブルーテトラゾリウム）

NCC（nucleated cell count　有核細胞数）

NCI（National Cancer Institute　米国国立がん研究所）

NHL（non Hodgkin lymphoma　非ホジキンリンパ腫）

NK 細胞（natular killer cell　ナチュラルキラー細胞）

NK-1（neurokinin-1　ニューロキニン-1）

NOS（not otherwise specified　非特定型）

P

PA 法（partical aggultination　粒子凝集法）

PAI（plasminogen activator inhibitor　プラスミノゲン・アクティベーター・インヒビター）

PAS（periodic acid shiff　過ヨウ素酸シッフ）

PC（platlet concentrate　濃厚血小板）

PCR（polymerase chain reaction　ポリメラーゼ連鎖反応）

PET（positron emission tomography　陽電子放出断層撮影）

Ph（Philadelphia chromosome　フィラデルフィア染色体）

PHA（phytohemagglutinin　フィトヘムアグルチニン）

PI （plasmin inhibitor　プラスミン・インヒビター）

PIC （plasminogen inhibitor complex　プラスミン・インヒビター複合体）

PIG-A （phosphatidylinositolglycan-A　ホスファチジルイノシトールグリカンクラス A）

PIT （primary immune thrombocytopenia　原発性免疫性血小板減少症）

PLT （platet　血小板）

PML-RARα （promyelocytic leukemia/retinoic acid receptor alpha）

PNH （paroxysmal nocturnal hemoglobinuria　発作性夜間ヘモグロビン尿症）

PRP （platelet rich plasma　多血小板血漿）

PS （performance status　パフォーマンスステータス）

PSL （prednisolone　プレドニゾロン）

PT （prothrombin time　プロトロンビン時間）

Q

QOL （quality of life　生活の質）

R

RA （rheumatoid arthritis　関節リウマチ）

RANKL （receptor activator of NF-κB ligand　破骨細胞分化因子）

RAST （radioallergosorbent test　放射性アレルゲン吸着検査）

RBC （red blood cells　赤血球）

RCC （red cell concentrates　赤血球濃厚液）

R-CHOP （rituximab, cyclophosphamide, doxorubicin, vincristine, prednisone　リツキシマブ, シクロホスファミド, ドキソルビシン, ビンクリスチン, プレドニゾン）

RDW （red cell distribution width　赤血球容積分布幅）

RIC （reduced intensity conditioning　骨髄非破壊的前処置）

RNA （ribonucleic acid　リボ核酸）

rTM （recombinant thrombomodulin　遺伝子組換え型トロンボモジュリン）

RT-PCR （reverse transcription polymerase chain reaction　逆転写ポリメラーゼ連鎖反応）

S

SCID （severe combined immunodeficiency　重症複合免疫不全症）

SFMC （soluble fibrinmonomer complex　可溶性フィブリンモノマー複合体）

SLAMF 7 （signaling lymphocyte activation molecule family member 7　シグナル伝達リンパ活性ファミリー7）

SLE （systemic lupus erythematosus　全身性エリテマトーデス）

SNP-A （single nucleotide polymorphism arrays　一塩基多型）

ST （sulfamethoxazole/trimethoprim　スルファメトキサゾール/トリメトプリム）

T

TAT （thrombin antithrombin complex　トロンビン・アンチトロンビン複合体）

TCR （T cell receptor　T 細胞受容体）

TIBC （total iron binding capacity　総鉄結合能）

TMA （thrombotic microangipathy　血栓性微小血管障害症）

tPA （tissue plasminogen activator　組織プラスミノゲン・アクティベーター）

TPO （thrombopoietin　トロンボポエチン）

TPO-R（thrombopoietin receptor　トロンボポエチン受容体）
TRALI（transfusion-related acute lung injury　輸血関連肺障害）
TTP（thrombotic thrombocytopenic purpra　血栓性血小板減少性紫斑病）

U

UIBC（unsaturated iron binding capacity　不飽和鉄結合能）

V

VAD（vincristine, adriamycin, dexamethasone　ビンクリスチン，ドキソルビシン，デキサメタゾン）
VCR（vincristine　ビンクリスチン）
VP-16（etoposide　エトポシド）
vWF（von Willebrand factor　フォン・ヴィレブランド因子）
VZV（varicella-zoster virus　水痘帯状疱疹ウイルス）

W

WAS（Wiskott-Aldrich syndrome　ヴィスコット・オールドリッチ症候群）
WASP（Wiskott-Aldrich syndrome protein）
WBC（white blood cell　白血球）
WM（Waldenström's macroglobulinemia　ワルデンストレームマクログロブリン血症）
WPSS（WHO classification-based prognostic scoring system　WHO 分類準拠予後スコアリングシステム）
WRC（washed red cell　洗浄赤血球）

X

XLA（X-linked agammaglobulinemia　X 連鎖無ガンマグロブリン血症）
XLP（X-linked lymphoproliferative syndrome　X 連鎖リンパ増殖症候群）

索引

和文索引

あ

アイビー法　35
アウエル小体　113
アカシジア　81
亜急性連合脊髄変性症　106
悪性貧血　25,105
悪性リンパ腫　66,133
アグレッシブリンパ腫　133,140
アザシチジン　98
アナーバー分類　136
アナフィラキシー　73
アプレピタント　80
アミロイドーシス　150
アルキル化薬　52,59
アルブミン製剤　62
アレルギー反応　9,65
アロプリノール　54
アントラキノン系薬剤　52
アントラサイクリン系薬剤　52

い

胃炎　54
移植　60
　——. HLA 不一致血縁者間　71
　——. 血縁者間　70
　——. 骨髄　69,90
　——. 臍帯血　70
　——. 自家　68
　——. 同種　68
　——. ハプロ　71
　——. 非血縁者間　70
　——. 末梢血幹細胞　70
移植関連死亡　79
移植後合併症　78
異食症　91
移植片対宿主病（GVHD）　65,68,73
移植片対白血病効果（GVL 効果）　71,
　74
遺伝子異常　44
遺伝子組換えトロンボモジュリン製剤
　165
遺伝子検査　114
遺伝性球状赤血球症　102

う

胃粘膜関連組織（MALT）リンパ腫
　140
インドレントリンパ腫　133
インフォームド・アセント　171
インフォームド・コンセント　62
インフュージョン・リアクション
　55

う

ヴィスコット・オールドリッチ症候群
　（WAS）　175
ウィンドウ期　66
裏試験　63

え

液性免疫　11
エクリズマブ　102
エチレンジアミン四酢酸（EDTA）　6
エプスタイン・バーウイルス　108
エリスロポエチン　17,24,81
エルトロンボパグオラミン　82
炎症反応　11

お

黄疸　74
嘔吐　53,80
悪心　53
表試験　63

か

回帰熱　31
化学療法　51
顎骨壊死　148
活性化部分トロンボプラスチン時間
　（APTT）　27,37
過敏反応　53
過分葉核好中球　95
鎌状赤血球症　101
顆粒球　8
顆粒球コロニー刺激因子（G-CSF）
　17,81
顆粒球マクロファージ刺激因子（GM-
　CSF）　17
肝炎　66
寛解後療法（急性白血病）　117
寛解導入療法（急性白血病）　115
間欠熱　31
看視待機　140

き

間質性肺炎　68
肝障害　53
感染症　65,78

き

偽性血小板減少症　34
逆転写ポリメラーゼ連鎖反応（RT-
　PCR）　124
救援化学療法　118
急性移植片対宿主病（GVHD）　74
急性嘔吐　80
急性型副作用（輸血）　64
急性呼吸窮迫症候群（ARDS）　117
急性骨髄性白血病（AML）　110,168
急性腎障害　159
急性白血病　110,168
急性リンパ性白血病（ALL）　110,168
巨赤芽球性貧血　104
凝固因子補充療法　182
巨核球　12,16,95
巨核球数　45
巨大血小板　95
巨脾　122,129
キラー T リンパ球　11

く

クロスマッチ　63
クロット標本　45

け

蛍光 in situ ハイブリダイゼーション
　（FISH）法　43,123
形質細胞腫　66
稽留熱　31
血液型　63
血液製剤　61
血縁者間移植　70
血球　6
血球貪食症候群（HPS）　107
血球貪食性組織症（HLH）　107
血漿　6
血漿交換　158
血漿製剤　61
血小板　7,12,95
血小板機能検査　35
血小板減少　159
血小板製剤　61

血小板増殖因子　81
血小板無力症　20
血小板輸血　60,62,90
血漿分画製剤　60
血清　6
血栓性血小板減少性紫斑病（TPP）　101,103,157
血栓性微小血管障害症（TMA）　157
血餅　6
血友病A　182
血友病B　182
下痢　54,74
限局性アミロイドーシス　150
原発性骨髄線維症　129

こ

好塩基球　9
好塩基球性赤芽球　16
高カルシウム血症　148
抗がん薬　51
　——副作用　53
抗胸腺細胞グロブリン　59
抗胸腺細胞グロブリン（ATG）療法　89
口腔粘膜障害　54
抗原提示　11
後骨髄球　16
交差適合試験　63
好酸球　9
恒常的な造血　14,20
合成プロテアーゼ阻害薬　165
好中球　8,95
高度アグレッシブリンパ腫　133,140
抗リンパ球グロブリン　59
国際病期システム（ISS）（骨髄腫）　145
国際予後指標（IPI）（悪性リンパ腫）　136
国際予後スコア（IPS）（悪性リンパ腫）　136
国際予後スコアリングシステム（IPSS）　97
姑息的放射線療法　67
骨髄　7,13
骨髄異形成症候群（MDS）　62,94

骨髄移植　69,90
骨髄芽球　16
骨髄球　16
骨髄吸引不能　113,130
骨髄クロット標本　45
骨髄検査　44
骨髄細胞密度　45
骨髄腫　66,144
骨髄生検　44
骨髄線維症　129
骨髄穿刺　14,44
骨髄像　45
骨髄破壊的前処置　72
骨髄バンク　71
骨髄微小環境　17
骨髄非破壊的前処置（RIC）　72
骨髄抑制　53,59

さ

再生不良性貧血　62,86
臍帯血移植　70
臍帯血バンク　72
サイトカイン　11,17
サイトカイン療法　88,98
催吐作用　80
細胞外マトリックス　13
細胞性免疫　11
細胞表面抗原　114
細胞表面マーカー　11,40,45,
酢酸メテノロン　89
匙状爪　25,91
殺菌　9
サブスタンスP受容体阻害薬　53
サラセミア　102
サリドマイド　147
サルベージ療法　118

し

自家移植　68,70
地固め療法　117
志賀毒素　160
シクロスポリン　59
シクロスポリン（CsA）療法　89
シクロホスファミド　59
止血機構　26,35
止血困難　26

自己複製能　15
自己免疫性疾患　152
自己免疫性溶血性貧血　102
シタラビン　52
弛張熱　31
紫斑　26
瀉血療法　127
重症複合免疫不全症（SCID）　172
主試験（交差適合試験）　63
出血傾向　20,26
出血時間検査　35
出血性疾患　152
出血性大腸炎　160
出血性膀胱炎　73
腫瘍崩壊症候群　54
循環血液量過多　65
消化器症状　53
小球性貧血　82
小児急性白血病　168
小分子化合物　55
静脈洞　13
除菌療法（ピロリ菌）　153
植物アルカロイド　52
神経障害　53
腎障害　53,159
真性赤血球増加症　125
真性多血症　125
腎性貧血　7,17
新鮮凍結血漿（FFP）　61,62
心毒性　53
深部組織出血　27

す

髄外造血　16,21
ステロイド　53,80
ステロイドパルス療法　154
ストローマ細胞　13

せ

生化学検査　39
成熟赤血球　8
成人T細胞性白血病　141
正染性赤芽球　16
生着不全　68
制吐薬　79
成分輸血　60

赤芽球　16
赤芽球癆　86
脊髄変性症　106
舌炎　25,106
赤血球　7,8,101,158
赤血球恒数　33
赤血球数　33
赤血球製剤　61
赤血球増加症　125,127
赤血球濃厚液　61
赤血球輸血　60,90
舌小帯の萎縮　25
セロトニン受容体　67
セロトニン受容体拮抗薬　53,80
前駆細胞　16
全血輸血　60
前骨髄球　16
洗浄赤血球製剤　61
染色体検査　43,114
染色体不安定症候群　178
前処置（造血幹細胞移植）　72
全身性アミロイドーシス　150
前赤芽球　16
先天性角化不全症（DKC）　180
線溶均衡型播種性血管内凝固症候群
　　163
線溶亢進型播種性血管内凝固症候群
　　163
線溶抑制型播種性血管内凝固症候群
　　163

そ
走化因子　9
走化因子受容体　9
走化性　9
造血　13
　——，恒常的　14,20
　——，髄外　21
　——，誘導的　14
造血因子　17
造血幹細胞移植　68
造血幹細胞移植特異的併存疾患指標
　　（HCT-CI）　79
造血幹細胞輸血　15
造血細胞　15

造血微小環境　13
造血部位　13
相対的赤血球増加症　127

た
ダイアモンド・ブラックファン貧血
　　181
大球性貧血　82
代謝拮抗薬　52,59
大量メルファラン療法　145
ダウン症候群　168
ダカルバジン　54
タクロリムス　59
多血症　125
多染性赤芽球　16
脱核　8
多発性骨髄腫　66,144
多分化能　15
単核巨核球　95
短期発熱疾患　32
単球　8
単クローン性免疫グロブリン　144
タンパク分画検査　41

ち
遅発性嘔吐　80
遅発性副作用（輸血）　65
長管骨　13
腸管出血性大腸菌（EHEC）　159
長期発熱疾患　32
チロシンキナーゼ阻害薬　54,124

て
低分葉核好中球　95
鉄過剰症　60,66
鉄キレート薬　83
鉄欠乏性貧血（IDA）　25,82,91
鉄剤　82
鉄剤療法　93
デューク法　35
点状出血　27

と
同種移植　60,68
同種抗体　182
同種造血幹細胞移植　98
特発性血小板減少性紫斑病（ITP）
　　152

土食症　91
ドパミン受容体拮抗薬　80
ドライ・タップ　113,130
トロンビン-アンチトロンビン複合体
　　（TAT）　163
トロンボポエチン　17
トロンボポエチン受容体（TPO-R）作
　　動薬　82,156
貪食　9

に
二次性赤血球増加症　127
二次発がん　68
二峰熱　31
乳酸脱水素酵素（LDH）　39

ね
熱型　31
粘膜出血　27
粘膜障害　53,54
粘膜白板症　180

の
濃厚血小板製剤（PC）　61
濃厚赤血球製剤　62

は
バーキットリンパ腫　141
肺炎　68
肺炎球菌ワクチン　155
バイオ医薬品　17
破砕赤血球　101,158
播種性血管内凝固症候群（DIC）　62,
　　162
　　——三大基礎疾患　162
波状熱　31,135
白血球　7
白血球減少症　20
白血球数　33
白血球増加症　19
白血病裂孔　112
発熱　30
発熱性好中球減少症　54
発熱反応　65
パフォーマンスステータス（PS）　52
ハプロ移植　71
汎血球減少　95
斑状出血　27

伴性劣性遺伝 182
ハンター舌炎 25,106

ひ

非血縁者間移植 70
脾腫 29,129
微小血管血栓症（TMA） 159
微小残存病変（MRD） 170
皮疹 74
ビスホスフォネート製剤 148
ビタミン B$_{12}$欠乏症 82,105
ビタミン B$_{12}$製剤 82
脾摘 155
非典型溶血性尿毒症症候群 159
非特異的エステラーゼ染色 114
ヒト T 細胞白血病ウイルス（HTLV）
　60
ヒト T 細胞白血病ウイルス 1 型
　（HTLV-1） 142
ヒト白血球抗原（HLA） 68
ヒト免疫不全ウイルス（HIV） 60
ヒト免疫不全ウイルス感染 66
皮膚毒性 53
非ホジキンリンパ腫（NHL） 133
びまん性大細胞型 B 細胞性リンパ腫
　140
氷食症 91
ビリルビン 74
ピロリ菌除菌療法 153
貧血 19,24
　——，悪性 25,105
　——，巨赤芽球性 104
　——，再生不良性 62,86
　——，自己免疫溶血性 102
　——，小球性 82
　——，腎性 7,17
　——，ダイアモンド・ブラックファ
　ン 181
　——，大球性 82
　——，鉄欠乏性 25,82,91
　——，ファンコニ 86,168,178
　——，溶血性 100,159

ふ

ファンコニ貧血 86,168,178
フィブリノゲン 37

フィブリン分解産物（FDP） 37,163
フィラデルフィア（Ph）染色体 121,
　169
フェリチン 82
フォン・ヴィレブランド因子（vWF）
　157
不規則抗体 63
副試験（交差適合試験） 63
副腎ステロイド 58
腹痛 54
不定熱 31
不適合輸血 63
プランマー・ヴィンソン症候群 91
^{18}F-フルオロデオキシグルコース
　（FDG） 48
ブルトンチロシンキナーゼ遺伝子
　174
プレドニゾロン 58
プレドニゾロン治療 155
プロトロンビン時間（PT） 27,37
分子標的治療薬 55

へ

平均赤血球容量（MCV） 26
ヘパリン 6
ヘマトクリット値 33
ヘム 17
ヘモグロビン 8,17
ヘモグロビン濃度 33
ヘモクロマトーシス 83
ヘリコバクター・ピロリ 140
ヘリコバクター・ピロリ陽性特発性血
　小板減少性紫斑病 152
ペル・エプスタイン熱 30,135
ペルオキシダーゼ反応 113
ペルゲル・ヒュエット核異常 95
ヘルパー T リンパ球 11
ベロ毒素 160
ベンゾジアゼピン 80

ほ

膀胱炎 73
放射線宿酔 67
放射線性肺炎 68
放射線療法 66
ホジキンリンパ腫（HL） 133,134

補体 9
発作性夜間ヘモグロビン尿症（PNN）
　101,102
ホメオスタシス 14
ポリメラーゼ連鎖反応（PCR） 43

ま・み

マクログロブリン血症 148
マクロファージ 11
末梢血 7
末梢血幹細胞移植 70
末梢血検査 33
末梢神経障害 53
慢性移植片対宿主病（GVHD） 76
　——，長期フォローアップ 76
慢性骨髄性白血病（CML） 121
慢性肉芽腫症（CGD） 176
ミエログラム 45

め

メチルプレドニゾロン 58
メルファラン療法 145
免疫機能検査 40
免疫グロブリン 40
免疫グロブリン Fc 受容体（IGFcR）
　9
免疫グロブリン製剤 59
免疫グロブリン大量療法 154
免疫グロブリン補充療法 174
免疫固定法 42
免疫電気泳動法 42
免疫抑制薬 75
免疫抑制療法 58,98

も

網状赤血球 8
モノクローナル抗体 55

ゆ

有核細胞数 45
誘導的造血 14,17
輸血 60
　——，急性型副作用 64
　——，血小板 90
　——，赤血球 90
　——，遅発性副作用 65
　——，適応 60
輸血関連障害 60

輸血関連肺障害（TRALI） 65
輸血後移植片対宿主病 60,65
輸血後肝炎 66
輸血後感染症 65
輸血反応 63
輸血用血液製剤 60
輸血療法 88,98

よ

溶血 19
溶血性尿毒症症候群（HUS） 157,159
溶血性貧血 100,159
溶血性輸血反応 63
溶血反応 64
葉酸欠乏 105
陽電子放出断層撮影（PET） 48
予後スコアリングシステム（骨髄異形成症候群） 97
予測性嘔吐 80

ら・り

ラスプリカーゼ
リツキシマブ 156
リンパ球 8
リンパ形質細胞性リンパ腫 148
リンパ節腫大 28
リンパ節生検 47
リンパ芽球性白血病 14

る・れ

涙滴赤血球 129
レチノイン酸症候群 58,117
レトロウイルス 142
レナリミド 98
レボレード® 82

ろ・わ

濾胞性リンパ腫 139
濾胞性リンパ腫国際予後指標（FLPI） 136
ワルデンストレームマクログロブリン血症（WM） 148

欧文索引

A

ABO 式血液型 63
ABVD 療法 139
ADAMTS13 157
ADAMTS13 抗体 158
ALL（急性リンパ性白血病） 110,168
AML（急性骨髄性白血病） 110,168
Ann Arbor 分類 136
APTT（活性化部分トロンボプラスチン時間） 27,37
ARDS（急性呼吸窮迫症候群） 117
ATG（抗胸腺細胞）療法（再生不良性貧血） 89
ATLL（成人 T 細胞性白血病/リンパ腫） 141
Auer 小体 113

B

BCR-ABL 融合遺伝子 121
Burton チロシンキナーゼ（*BTK*）遺伝子 174
B 型肝炎ウイルス（HBV） 60
B 細胞性リンパ腫 140
B 症状（悪性リンパ腫） 135
B リンパ球 9,11

C

CGD（慢性肉芽腫症） 176
CHOP 療法 140
CML（慢性骨髄性白血病） 121
CsA（シクロスポリン）療法 89
C 型肝炎ウイルス（HCV） 60

D

DIC（播種性血管内凝固症候群） 62,162
　　――三大基礎疾患 162
　　――，線溶亢進型 163
　　――，線溶抑制型 163
DKC（先天性角化不全症） 180
Down 症候群 168
Duke 法 35
D ダイマー 37,163

E

EDTA（エチレンジアミン四酢酸） 6

E

EHEC（腸管出血性大腸菌） 159
Epstein-Barr（EB）ウイルス 108

F

FAB 分類 111,169
Fanconi 貧血 86,168,178
FDG（^{18}F-フルオロデオキシグルコース） 48
FDP（フィブリン分解産物） 37,163
FFP（新鮮凍結血漿） 61,62
FISH（蛍光 *in situ* ハイブリダイゼーション）法 43,123
flower cell 142
FLPI（濾胞性リンパ腫国際予後指標） 138

G

G-CSF（顆粒球コロニー刺激因子） 17,81
GM-CSF（顆粒球マクロファージ刺激因子） 17
GVHD（移植片対宿主病） 60,65,68,73
GVL 効果（移植片対白血病効果） 71,74

H

HBV（B 型肝炎ウイルス） 60
HCT-CI（造血幹細胞移植特異的併存疾患指標） 79
HCV（C 型肝炎ウイルス） 60
HIV（ヒト免疫不全ウイルス） 60
HL（ホジキンリンパ腫） 133,134
HLA（ヒト白血球抗原） 68
HLA 不一致血縁者間移植 71
HLH（血球貪食性組織症） 107
HPS（血球貪食症候群） 107
5HT$_3$受容体拮抗薬 80
HTLV（ヒト T 細胞白血病ウイルス） 60
HTLV-1（ヒト T 細胞白血病ウイルス 1 型） 142
Hunter 舌炎 25,106
HUS（溶血性尿毒症症候群） 157,159

I

IGFcR（免疫グロブリン Fc 受容体） 9

IPI（国際予後指標）　136

IPSS（国際予後スコアリングシステム）　97

ISS（国際病期システム）　145

ITP（特発性血小板減少性紫斑病）　152

Ivy 法　35

J・L

JAK2 遺伝子　125

LDH（乳酸脱水素酵素）　39

M・N

MCV（平均赤血球容量）　26

MDS（骨髄異形成症候群）　62,94

MLL 遺伝子　169

MP 療法　147

MPB 療法　147

MRD（微小残存病変）　170

M タンパク　41,144

NHL（非ホジキンリンパ腫）　133

P

PAS 染色　114

PC（濃厚血小板製剤）　61

PCR（ポリメラーゼ連鎖反応）　43

Pelger-Huet 核異常　95

Pel-Ebstein 熱　30,135

PET（陽電子放出断層撮影）　48

Ph（フィラデルフィア）染色体　121,169

Plummer-Vinson 症候群　91

PNN（発作性夜間ヘモグロビン尿症）　102

PS（パフォーマンスステータス）　52

PT（プロトロンビン時間）　27,37

R

R-CHOP 療法　140

Rh 因子　63

RIC（骨髄非破壊的前処置）　72

RT-PCR（逆転写ポリメラーゼ連鎖反応）法　124

S

SCID（重症複合免疫症）　172

spoon nail（匙状爪）　9,91

T

TAT（トロンビン-アンチトロンビン複合体）　163

TMA（血栓性微小血管障害症）　157,159

TPO-R（トロンボポエチン受容体）作動薬　82

TRALI（輸血関連肺障害）　65

TTP（血栓性血小板減少性紫斑病）　101,103,157

T リンパ球　9

V・W

vWF（フォン・ヴィレブランド因子）　157

WAS（ヴィスコット・オールドリッチ症候群）　175

watchful waiting　140

WHO 分類（急性白血病）　111

WHO 分類準拠予後スコアリングシステム（WPSS）　97

WM（ワルデンストロームマクログロブリン血症）　148

X

X 連鎖無 γ グロブリン血症（XLA）　174

X 連鎖劣性遺伝　182

看護学テキスト NiCE
病態・治療論[6]　血液・造血器疾患

2019 年 5 月 5 日　発行	編集者　安藤　潔，横田弘子
	発行者　小立鉦彦
	発行所　株式会社　南 江 堂
	〒113-8410　東京都文京区本郷三丁目 42 番 6 号
	☎(出版) 03-3811-7189　(営業) 03-3811-7239
	ホームページ https://www.nankodo.co.jp/
	印刷・製本　三報社印刷

Ⓒ Nankodo Co., Ltd., 2019

定価は表紙に表示してあります.
落丁・乱丁の場合はお取り替えいたします.
ご意見・お問い合わせはホームページまでお寄せください.

Printed and Bound in Japan
ISBN 978-4-524-23746-3

本書の無断複写を禁じます.
JCOPY〈出版者著作権管理機構　委託出版物〉

本書の無断複写は，著作権法上での例外を除き，禁じられています．複写される場合は，そのつど事前に，
出版者著作権管理機構（TEL 03-5244-5088，FAX 03-5244-5089，e-mail: info@jcopy.or.jp）の許諾
を得てください.

本書をスキャン，デジタルデータ化するなどの複製を無許諾で行う行為は，著作権法上での限られた例外
（「私的使用のための複製」など）を除き禁じられています．大学，病院，企業などにおいて，内部的に業
務上使用する目的で上記の行為を行うことは私的使用には該当せず違法です．また私的使用のためであっ
ても，代行業者等の第三者に依頼して上記の行為を行うことは違法です.

看護学テキスト

NiCE

指定規則, 国家試験出題基準に基づいて内容を構成.
これからの実践的な看護教育に適したビジュアルで新しいテキスト.

書名	編集	頁数	刊行	定価
看護学原論 改訂第2版	編集 高橋照子	270頁	2016.1.	定価(本体2,500円+税)
基礎看護技術 改訂第3版 Web動画付	編集 香春知永／齋藤やよい	544頁	2018.3.	定価(本体4,200円+税)
ヘルスアセスメント 改訂第2版 Web動画付	編集 三上れつ／小松万喜子	270頁	2017.10.	定価(本体3,600円+税)
看護倫理 改訂第2版	編集 小西恵美子	264頁	2014.12.	定価(本体2,200円+税)
看護理論 改訂第2版	編集 筒井真優美	290頁	2015.9.	定価(本体2,200円+税)
成人看護学 成人看護学概論 改訂第3版	編集 林 直子／鈴木久美 酒井郁子／梅田 恵	312頁	2019.3.	定価(本体2,400円+税)
成人看護学 急性期看護Ⅰ 概論・周手術期看護 改訂第3版	編集 林 直子／佐藤まゆみ	432頁	2019.3.	定価(本体3,000円+税)
成人看護学 急性期看護Ⅱ 救急看護・クリティカルケア 改訂第3版	編集 佐藤まゆみ／林 直子	360頁	2019.3.	定価(本体2,800円+税)
成人看護学 慢性期看護 改訂第3版	編集 鈴木久美／籏持知恵子 佐藤直美	516頁	2019.3.	定価(本体3,300円+税)
成人看護学 成人看護技術 改訂第2版	編集 野崎真奈美／林 直子 佐藤まゆみ／鈴木久美	400頁	2017.3.	定価(本体3,000円+税)
リハビリテーション看護 改訂第2版	編集 酒井郁子／金城利雄	364頁	2015.12.	定価(本体2,400円+税)
緩和ケア 改訂第2版	編集 梅田 恵／射場典子	308頁	2018.1.	定価(本体2,400円+税)
老年看護学概論 改訂第2版	編集 正木治恵／真田弘美	416頁	2016.9.	定価(本体2,800円+税)
老年看護学技術 改訂第2版	編集 真田弘美／正木治恵	480頁	2016.9.	定価(本体3,200円+税)
小児看護学概論 改訂第3版	編集 二宮啓子／今野美紀	422頁	2017.1.	定価(本体3,000円+税)
小児看護技術 改訂第3版	編集 今野美紀／二宮啓子	270頁	2017.1.	定価(本体2,600円+税)
母性看護学Ⅰ 概論・ライフサイクル 改訂第2版	編集 齊藤いずみ／大平光子／定方美恵子 長谷川ともみ／三隅順子	294頁	2018.3.	定価(本体2,600円+税)
母性看護学Ⅱ マタニティサイクル 改訂第2版	編集 大平光子／井上尚美／大月恵理子 佐々木くみ子／林ひろみ	532頁	2018.4.	定価(本体3,600円+税)
精神看護学Ⅰ 精神保健・多職種のつながり 改訂第2版	編集 萱間真美／野田文隆	192頁	2015.12.	定価(本体2,100円+税)
精神看護学Ⅱ 臨床で活かすケア 改訂第2版	編集 萱間真美／野田文隆	390頁	2015.12.	定価(本体2,800円+税)
在宅看護論 改訂第2版	編集 石垣和子／上野まり	418頁	2017.1.	定価(本体2,800円+税)
災害看護 改訂第3版	編集 酒井明子／菊池志津子	368頁	2018.1.	定価(本体2,500円+税)
国際看護	編集 森 淑江／山田智惠里 正木治恵	288頁	2019.4.	定価(本体2,600円+税)
看護管理学 改訂第2版	編集 手島 恵／藤本幸三	286頁	2018.3.	定価(本体2,500円+税)
医療安全	編集 山内豊明／荒井有美	220頁	2015.3.	定価(本体2,500円+税)
家族看護学 改訂第2版	編集 山崎あけみ／原 礼子	310頁	2015.12.	定価(本体2,300円+税)
看護教育学 改訂第2版	編集 グレッグ美鈴／池西悦子	320頁	2018.3.	定価(本体2,500円+税)

病態・治療論（シリーズ全14巻）

- 【1】病態・治療総論
- 【2】呼吸器疾患
- 【3】循環器疾患
- 【4】消化器疾患
- 【5】内分泌・代謝疾患
- 【6】血液・造血器疾患
- 【7】腎・泌尿器疾患
- 【8】脳・神経疾患
- 【9】運動器疾患
- 【10】感染症／アレルギー／膠原病
- 【11】皮膚／耳鼻咽喉／眼／歯・口腔疾患
- 【12】精神疾患
- 【13】産科婦人科疾患
- 【14】小児疾患

南江堂 〒113-8410 東京都文京区本郷三丁目42-6 （営業）TEL 03-3811-7239 FAX 03-3811-7230 www.nankodo.co.jp